유방암,
아내는 아프고 남편은 두렵다

# 유방암,
# 아내는 아프고
# 남편은 두렵다

의사 남편과 유방암 아내의 동병상련

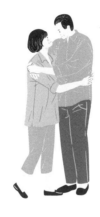

이선일 지음 | 김정미 감수

산지

## 프·롤·로·그

2020년 봄!

지금 나는 봄볕의 따스함에 행복한 노곤함을 즐기고 있다. 동시에 지난 추억의 장면들을 되새기고 있다.

지난겨울은 유난히 추웠다. 적어도 내게는…….

2019년 여름이었다. 일주일간 시드니에 목회자(시교협) 성경 세미나를 인도하고 왔다. 아내와 동행했다. 그곳에 머무는 동안 아내는 별 탈 없이 사모들과 잘 지냈다. 간혹 가슴이 멍멍하다고만 했을 뿐이다.

지난 30여 년 동안 씩씩하게 잘 지내왔던, 그래서 전혀 아플 것 같지 않았던 선교사이자 청년사역자인 아내가 한국에 돌아와서 덜컥 암 진단을 받게 되었다. 처음에는 어안이 벙벙했다. 현실감이 없어 그 괴리감 때문에 한동안 멍했다.

시간이 흐르며 현실이라는 생각이 들자 차분하게 앞으로 해야 할 일을 정리했다.

당장 어디에서 누구에게 어떤 치료를 받아야 할지를 하나씩 적었다. 먼저는 나 자신이 의료인이다 보니 주변에 친지나 선후배가 많았다. 그러다 보니 어느 병원을 선택하느냐가 머릿속을 쉴 새 없이 오갔다.

기도하며 노트를 앞에 놓고 하나씩 적어 나갔다. 십수 개의 선택지가 꼬리를 물더니 병원과 주치의에 따른 선택은 기하급수적으로 늘어났다. 종국적으로 선택하는 자체가 일이 되어버렸다. 다시 하나씩 차분하게 지워나갔다. 그래도 많이 남았다. 그 후로는 친밀도를 생각하며 다시 지워나갔다. 그러다가 마음에 두고 있는 한 곳을 제외하고는 종국적으로는 다 지워버렸다.

한편 수술 전 확진(confirm diagnosis)에 따른 검사의 순서와 방향은 야무지게 정했다. 최종적으로는 아내에게 수술할 병원과 주치의를 물어 결정할 생각이었다.

아내와 의논 끝에 검사의 방향이 정해지자 일사천리로 진행해 나갔다. 그런데 검사는 생각했던 것보다 훨씬 복잡했고 많았다. 게다가 시간도 제법 걸렸다. 급기야는 슬슬 부아가 날 무렵 겨우 검사가 완료되었다.

아내에게 다시 물었다. 수술할 병원과 교수를 정했는지를…… 그동안 아내는 나보다 훨씬 더 많은 정보 수집과 함께 이미 마음에 정해둔 병원이 있었다. 또한 주치의도 두어 명 정해 놓은 터였다. 일순간 당황했으나 겉으로 티를 내지는 않았다. 내가 먼저 말하지 않은 것이 얼마나 다행이었는지 모른다. 사실인즉 나는 병원과 가까운 지인 교수를 이미 선정해 놓았기 때문이다.

아내의 마음을 알고 난 후 재빨리 두 가지 일을 동시에 진행했다. 이미 정해놓은 곳에는 '미안하다, 애써주어 고맙다'는 말과 함께 모든 일정을 취소했고, 아내가 선택한 병원에는 친구나 동기, 지인들을 찾았다. 제법 있었으나 갑자기 부탁하기에는 그다지 내키지 않아 정해진 순서를 따라 치료를 기다렸다.

그런 와중에 마침 아내가 원하던 병원에서 연락이 왔다. 그제서야 친구와 지인들에게 알렸다. 그 친구들은 깜짝 놀라며 자기 일처럼 연결해 주었다. 사실 어떤 면에서 이런 부탁은 환자 본인에게는 더 불리할 수 있다. 예후 또한 생각지도 않은 방향으로 가기도 한다. 또한 해당 주치의에게는 괜한 부담으로 작용한다. 오죽하면 'VIP 증후군'이라는 말이 나왔을까…….

아무튼 아내가 원했던 그 병원에서 최종적으로 진찰과 모든 검사를 한 번 더 확인한 후 입원과 함께 수술 날짜를 받게 되었다. 제법 기다려야 했다. 새롭게 다시 해야 하는 추가 검사도 있었다. 그 검사만 몇 번을 나누어 받아야만 했다.

시간이 흘러 수술을 위해 입원하게 되었다. 그날, 수술은 가장 뒤로 미루어져 하루 종일 금식하느라 지쳐 있던 아내를 수술실에 보낼 때는 이미 어두워져 가고 있었고 그날 늦은 저녁에 겨우 수술을 마칠 수 있었다. 아마 예상 외의 수술들이 시간을 많이 잠식한 듯 보였다.

문제는 그다음 날 아침이었다. 드레싱을 하다가 혈종이 심하다며 곧장 재수술을 결정했다. 다시 금식에 들어갔고 재수술을 기다려야만 했다. 결국 우려한 대로 대단한 혜택도 없이 'VIP 증후군'만 얻게 되었다.

결과적으로는 재수술은 피했다. 수술을 두 번 안 한 것은 지금 생각해도 감사조건 중 하나이다. 사연인즉 재수술을 기다리던 그날도 수술이 밀리고 밀려 밤늦게까지 기다리다가 나는 마음이 상해 버렸다. 속상하여 수술을 하지 말자고 했다. 그러자 주치의가 내 눈치를 살피며 나의 의견을 받아주었던 것이다. 재수술 없이 그냥 지켜보기로 했던 것이다. 결국 그날도 하루 종일 굶었다.

진정한 'VIP 증후군'이었다.

아내에게 미안했다. 의사로서, 남편으로서…… 아무튼 이 와중에 나도 아내도 마음을 조금 다쳤다. 아내는 아무 말이 없었으나 나는 보호자로서, 의사로서 가오(얼굴이라는 일본어)가 많이 찌그러졌기에 제법 아팠다.

물론 같은 외과의사로서 재수술이 종종 있다는 것도 잘 알고 수술시간이 지연되는 것 또한 다반사이기에 그냥 넘어갈 수 있다. 그래도 속은 상했다. 그러기에 계속 기도하며 한 번 수술로 끝난 것만으로 감사하며 자꾸 마음을 달랬다.

감사하게도 수술의 경과는 좋았다. 시간이 흘러 결국 항암 치료의 시기가 왔다. 아내와 함께 다시 병원을 찾았는데 정말 많은 사람들로 붐볐다. 오고 가는 많은 환자와 보호자들이 있었다. 그런데 예외 없이 모두가 다 아파 보였다. 조금 더 아픈 사람들과 조금 덜 아픈 사람의 차이만 있을 뿐. 수술을 받은 아픈 사람과 수술을 받지 않은 아픈 사람이었다. 결국 모두가 다 영적으로 육적으로 아픈 사람들이었다.

대한민국 땅에 환자가 이렇게나 많다는 사실에 새삼 놀랐다. 보호자까지 계산한다면 이 나라는 환자와 보호자가 태반이라는 생각에 이르렀다. 갑자기 서글픈 생각이 들었다. 열심히 일하여 대한민국이 조금은 잘살게 되었는데 알고 보니 모든 것이 허당이었던 것이다.

열심히 일하여 번 돈을 병으로 수술로 치료비에 다 써야 한다는 사실에 그저 속상할 뿐이었다. 물론 암의 경우 국민이 낸 세금을 국가가 잘 관리하여 혜택을 제법 받게 해준 것은 참으로 다행이었다. 그러나 이 많은 암환자들을 감당하려면 세금은 물론이요 기금 또한 금방 고갈될 것이 문외한인 내게도 예상되었다. 오지랖 넓게 나는 그 순간에도 쓸데없는 걱정을 하고 있었다.

1차 항암 치료 후 아내는 생각보다 잘 견디어냈다. 확연하게 달라진 것은 하루 이틀이 지나며 머리카락이 뭉텅이로 빠지는 것이었다. 그러자 아내는 큰아들에게 머리를 밀어달라고 했다. 남편인 내게는 머리 깎는 장면조차 허락치 않았다. 밀폐된 곳에 들어가 아예 문을 잠궜다. 순간 우선순위가 바뀐 것에 대해 마음이 힘들어지는 찰나 역지사지가 마음을 되돌려 놓았다.

한편으로는 이해가 분명히 되었다. 아내는 여자이기도 했다. 머리카락은 여자에겐 굉장히 소중한 것이다. 원치 않게 자신의 소중한 머리카락이 잘려나가는 것을 사랑하는 남편에게는 보이고 싶지 않았을 것이다. 이를 계기로 나는 때마다 시마다 입장을 바꾸어 생각하게 되었다. 그 후로도 여러 번 그런 상황이 있었으나 전혀 문제되지 않았다.

그렇게 2차, 3차, 4차 항암 치료가 지나갔다. 그 간격은 3주였다. 항암 치료 후 첫 일주일은 굉장히 힘들어했다. 그다음 2주째는 조금씩 조금씩 기력을 되찾았다. 마지막 3주째는 거의 회복을 하고는 그다음 차순의 항암 치료를 위해 서울로 가서 다시 일정한 검사 후 항암 치료를 하곤 했다. 그리고 8차까지 무사히 마쳤다. 돌발 상황도 있었다. 5차 항암 치료 전에는 고열로 인해 응급실에 입원하는 바람에 일주간 연기했고 7차 항암 치료 후에는 너무 힘들고 기력이 떨어져 한 주간 연기하기도 했다. 결국 두 차례 연기했다. 그럼에도 항암 치료를 잘 마칠 수 있게 됨이 감사하다.

그러는 동안 훌쩍 7개월이 흘렀다. 건강했던 아내는 체형과 체력에서 제법 변했다. 몸에 털이라고는 거의 볼 수 없게 되었다. 그러기에 땀이 나면 상당히 힘들어했다. 왜냐하면 눈썹이 없어 이마에 땀이 나면 곧장 눈으로 들어갔기 때문이다. 새삼 눈썹의 소중함을 알게 되었다. 밥맛은 잃은 지도 오래였다. 혀 끝은 예민해져 시도 때도 없이 통증이 왔고 아예 맛은 구분하지도 못했다. 손끝과 발끝 또한 말초신경의 이상으로 저리기도 하고 무디기도 하는 등 상당히 힘들어했다. 5차 항암 치료부터는 약의 종류가 바뀌며 심한 관절통과 근육통도 호소했다. 곁에서 무력하게 지켜보기만 해야 하는 내가 더 힘들었다.

주말이면 무조건 아내를 데리고 함께 산책했다. 나지막한 산으로 가서 천천히 걸었다. 손을 꼭 잡고 이런저런 이야기를 하며 걸었다. 그런 우리 부부를 많은 사람들이 쳐다보곤 했다. 부러움 반, 의아함 반으로.

30여 년 훨씬 이전부터 우리 부부는 어디를 가더라도 손을 꼭 잡고 다녔었다. 그런 우리 부부를 향해 '신혼'이라고 말하는 주변인들이 많았다. 최근 7-8여 년 전부터는 서로에게 공대하는 말을 시작했다. 그러다 보니 어떤 이들은 우리 사이를 이상하게 생각도 했다고 한다.

8차까지 항암 치료가 끝나자 피로가 쌓이고 지쳐 많이 힘들어했다. 그러던 중 아내에게 반갑지 않은 일이 찾아왔다. 그동안 약해져 있던 뼈가 약간의 충격에 발목 골절이 생겨버린 것이다. 급히 119 구급차로 우리 병원에 실려왔다. 힘들어하는 아내를 위로하며 골절 부위를 손으로 맞추었다. 그러고는 깁스를 했다. 상당히 아팠을 텐데 아무 소리도 내지 않았다. 눈물만 글썽거렸다.

나는 이중 삼중으로 속상했다. 그러나 아무 말도 하지 않았다. 그래서 더 힘들었다. 대신 아내에게 수술 없이 잘 붙을 수 있으니 걱정 말고 지금부터 다시 마음을 잡아 방사선 치료를 완주하자고 했다.

지난 7개월 동안은 집에서 도와주셨던 가족 같은 분이 계셔서 3주마다 한 번씩 서울로 오가며 항암 치료를 했다. 그러나 방사선 치료는 총 35회를 일주일에 5회 시행해야 하기에 서울의 딸에게로 가게 되었다. 기브스를 하고 가야 하는 상황이기에 정형외과 의사인 나는 마음이 무거웠다. 의사이자 남편인 나는 도대체 할 수 있는 것이 거의 없었다.

일순간 다시 무기력에 빠졌다. 지난여름에 가졌던 암 진단 시의 그런 느낌이었다. 자기 연민(self-pity)이나 안주(mannerism)에 빠지지 않으려고 더 열심히 환자를 보기 시작했다. 좋아하던 글쓰기에 더 몰입했다. 그리하여 책 4권(<자칫하면 어영부영 살 뻔했다>, <예수 그리스도 새 언약의 성취와 완성, 요한계시록 주석 1, 2>, <성경을 관통하는 핵심 대들보 4기둥>, <유방암, 아내는 아프고 남편은 두렵다>)를 퇴고할 수 있었다.

돌이켜보면 지난 일 년이 꿈만 같다. 다시는 되돌아가고 싶지

않다. 꿈에라도……. 물론 사람의 일이기에 누가 알 수 있으랴
만.


"사람이 마음으로 자기의 길을 계획할지라도 그 걸음을 인도
하는 이는 여호와시니라"_잠 16:9


이 책을 쓰는 이유는 분명하다. 이 땅의 많은 암환자들과 보
호자들에게, 특히 남편들에게 위로와 용기를 전하기 위함이다.
동병상련(同病相憐)의 마음을 전하기 위함이다.

아내들이여, 당신들은 전사다. 남편들이여, 당신들은 영웅이
다. 함께하는 자녀들과 보호자들은 든든한 우방이다. 합력하면
병마와의 싸움에서 반드시 연전연승(連戰連勝)이다.

합력은 병마를 이기게 한다. 거뜬히 이기게 한다.

먼저는 암과 싸우기 전에 사랑으로 서로를 격려하고 서로 먼
저 세워주고 따스한 말로 위로해 주어야 한다. 무엇보다도 역
지사지의 마음으로 상대를 바라보아야 한다.

'나보다 먼저! 서로 먼저!'

뜻하지 않게 찾아온 병마(病魔)의 원인이나 그 병이 초래된
이유 등등에 힘을 뺏기지 말라. 병에 대해 타박하지 말고 이것
저것 너무 복잡하게 생각지 말고 오직 병마와의 싸움에만 전력
하라. 승리할 것만 생각하고 승리를 위해 올인하라. 무엇보다

도 '나는 환자니까'라는 생각의 감옥에 자신을 가두지 말라.

책의 감수와 함께 병마와의 싸움에서 끝까지 의연하게 대처해 주었던 소중한 아내 김정미선교사에게 감사와 사랑, 그리고 존중을 전한다. 아울러 언제나 든든하게 지원해 주었던 외동딸 성혜와 사위 의현, 큰아들 성진, 막내 성준에게 감사와 사랑을 전한다.

이 책이 나오기까지 함께해 준 산지출판사 김진미대표에게 감사하며 내게 글쓰기를 가르쳐 준 조창인작가에게 감사를 전한다.

매번 책을 출간할 때마다 멘티들의 도움이 있었다. 이번에도 그들은 바쁜 시간을 쪼개어 교정과 문맥, 오타를 잡아 주었다. 이선호원장(정형외과), 이한솔원장(한솔연합내과), 김세진원장(한솔연합내과), 문지훈원장(소망정형외과), 정준호교수(울산대학병원내과)에게 감사를 전하며 음으로 양으로 도움을 준 모두에게 감사를 전한다.

살롬!

오직 하나님께만 영광!

울산의 소망정형외과 진료실에서
Dr. Araw 이선일
hopedraraw@hanmail.net

차례 c·o·n·t·e·n·t·s

## Chapter 1

**1-2차 항암 치료받는 아내와 함께하는 남편들에게**

# 낯선 항암 치료 환경에서
# 마음을 다잡아라

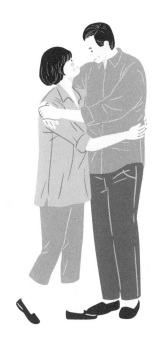

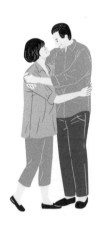

어느 날 닥친 아내의 암 소식
당황스럽고 두렵고, 무엇을 어찌해야 할지 몰라
남편은 떨린다.
마음을 다잡고 새로운 환경에 적응하라.
아내와 하나가 되어 차분히 치료 계획을 세우라.

# 병(유방암)을 알고 병을 대비하라

 어느 날 아내는 그냥 지나가는 투로 아무렇지도 않게 가슴이 이상하다고 했다. 나 역시 그런가 보다 하고 그냥 넘겼다. 그렇게 바쁜 시간들이 왔다가 또 갔다.

 외국의 집회에 함께 다녀왔다. 잘 지내던 중 아내는 가슴이 아무래도 이상하다고 했다. 뭔가 만져지는 듯하다고 했다. 아직 심하지는 않으나 간혹 아플 때도 있다고 했다.

 그랬다.

 그리고 한국으로 돌아오자마자 내과에 들렀다. 의심스럽다고 했다. 방사선과에 들렀다. 여러 가지 검사를 했다. 방사선, 초음파, 맘모그램, 컴퓨터단층촬영, MRI, 뼈 스캔 등등… 거의 확실시된다고 했다. 뒤이어 조직검사를 했다.

 서울의 큰 병원으로 갔다. 다시 검사가 진행되었다. 그리고 수술 날짜를 잡게 되었다.

하염없이 수술과 입원을 기다리던 기간은 엄청 긴 듯 느껴졌다. 의사인 나도 그랬으니 평상시 일반인들이야 오죽하랴……

그렇게 시간이 흘러갔다. 드디어 입원하게 되었고, 그날 맨 마지막으로 아내의 수술이 예정되었다. 수술 준비 후 휠체어를 이용하여 엘리베이터를 타고는 수술실 근처로 갔다. 나의 역할은 아내를 수술실 앞까지 데리고 가는 것뿐이었다. 그리고 수술실 문 앞에서 담당 의료인의 손에 아내를 맡겨야만 했다. 아내만 수술실로 들여보냈다.

기분이 묘했다. 아니 기분이 싸했다.

너무 당황스러웠다.

나는 정형외과 의사이다. 그동안 반평생을 수술하며 수술실에서 살았다 해도 과언이 아니다. 그날은 달랐다. 수술은 나와 별개인 듯 여겨졌고 수술실이 아주 낯설게 느껴졌다. 나는 그저 한 아내의 남편일 뿐이었다.

아내가 수술받는 동안 대기실에서 전광판을 보며 기다렸다. 이런 것을 가리켜 '목이 빠지듯' 기다린다고 하는 것임을 처절하게 느꼈다.

사실 그렇게 대기실을 지킬 필요는 없었다. 어차피 대여섯 시간을 기다려야 하니 처음부터 미리 앉아 있을 필요가 없다는 의미이다. 그럼에도 불구하고 처음부터 계속 앉아 있었던 것은 수술실에서 병과 싸우며 수술받고 있을 아내와 함께하겠다는 마음 때문이었다. 현실은 아니더라도 마음만은 함께하고 싶었던 것이다.

시간은 더뎠다. 정말 느릿느릿 흘러갔다. 그렇게 세 시간이 지나고 네 시간이 지났다. 전광판에 불이 들어오기를 수백 번은 쳐다보았던 듯하다.

수많은 다른 이름들이 오가며 수술이 끝났음을 알리는 소식을 전했다. 그러나 유독 아내의 이름은 없었다. 간혹 비슷한 이름이 있어 벌떡 일어나 두리번거리다가 아님을 알고는 이내 긴장이 풀리곤 했다. 몇 번이나 반복하다보니 기다리던 내가 더 지쳐버렸다.


## 30년 칼잡이로 살았던 내가 떨고 있었다

드디어 아내의 이름이 떴다. 수술 집도의가 불렀다. 회복실로 들어가는데 칼잡이인 내가 떨고 있었다. 30여 년을 칼잡이로 살았던 내가…….

소개를 받아 안면이 있던 우리는 이런저런 이야기를 했다. 그러나 집도의의 설명이 들리지 않았고 나 또한 무엇을 말하였는지 기억이 없다. 그냥 뭔가 잡다한 많은 소리가 들렸는데 단 하나, '수술이 잘 끝났다'라는 소리는 분명히 들었다.

마취가 덜 깬 아내는 축 처져 있었다. 온 가슴을 칭칭 감고 있는 붕대는 한눈에 보아도 답답해 보였다. 혈종을 방지하기 위해 감았으리라.

의사로서 칼잡이로서 모든 것이 이해가 되건만…….

그래도 해결되지 않는 속상한 무엇이 있었다.

병실에 와서 아내를 침상에 옮겨 눕혔다. 가만히 쳐다보니 갑자기 눈물이 울컥 나왔다. 불쌍해 보이기도 하고, 미안하기도 하고, 자랑스럽기도 하고, 여러 가지 복잡한 마음이 마구 엉켰다. 딱히 표현하기 어려운 마음이었다.

시간이 흘러 아내는 정신을 차렸다. 내게는 반가움이었으나 아내로서는 통증을 더 느끼게 되는 상황일 뿐이었다. 아프고, 답답하고, 숨 쉬기 힘들고…….

의사에서 한 아내의 남편인 보호자로, 다시 아내와 동병상련하며 함께 아파하노라니 지난날들이 복잡하게 스쳐갔다.

얼마나 많은 사람들을 수술했던가. 그때 만났던 수많은 환자와 보호자들의 기억 속에 나는 어떤 의사로 남아 있을까? 나는 나 스스로를 어떻게 생각하며 살아왔던가…….

사실 나는 환자나 보호자에게 친절한 편이었다. 예수쟁이 의사로서 매사에 나는 최선을 다했다. 감정에 많이 휘둘리지도 않았다. 수술 후에는 환자들의 예후도 좋았다. 그러다 보니 환자나 보호자들로부터 과분한 평가를 받기도 했다. 적어도 환자나 보호자들은 나를 그렇게 평가했다. 지금까지는…….

그러나 지금은 솔직하게 나 스스로를 평가하라면 자신없다. 팩트가 아니라 나의 깊숙한 내면을 평가하기가 두렵다는 것이다.

직설적으로 말하자면 진정 그들과 함께했던가라는 물음 앞에서는 그저 자신이 없어진다는 말이다. 작아지다 못해 존재조차 없어질 듯하다.

그렇게 하루가 지났다. 어떻게 지나갔는지 아예 기억도 나지 않는다. 그다음 날 아침, 수술 상처 드레싱 중에 아찔한 소식을 들어야 했다. 수술 후 혈종으로 인해 재수술을 한다는 것이었다.

곧바로 금식에 들어갔다. 나는 여러 가지로 마음이 뒤엉켰다. 같은 외과의사 입장에서 충분히 이해가 되었다. 그러나 마음이 편치 않았다. 자꾸만 불편해졌다. 이미 가슴 한가운데에서는 묵직한 무엇이 숨통을 누르고 있었다.

재수술을 기다리며 대기하는 동안 오전이 훌쩍 지나버렸다. 수술이 자꾸 미루어지는 듯했다. 어느덧 저녁도 훌쩍 지났다. 본의 아니게 환자는 하루 종일 굶게 되었다. 어제는 처음으로 수술대에 오르느라 힘들었다. 오늘은 재수술을 기다리며 대기하는 것이기에 힘들다. 아내는 말이 없었으나 나는 마음이 몹시 불편했다. 점점 더 언짢아졌다.

사실인즉 이 병원은 수술환자가 너무 많았다. 온통 환자뿐이다.

드디어 밤 8시가 지나자 화가 나기 시작했다. 그래서 주치의를 불러 일단 오늘은 환자가 너무 지쳤으니 금식을 풀자고 했다. 그리고 가능하면 재수술은 하지 말자고 했다. 분명한 월권이었으나 어느덧 내가 집도의인 듯 결단해버렸던 것이다.

그렇게 밤 9시가 지나 아내의 수술 상처를 한 번 더 점검한 후 집도했던 교수는 나의 뜻대로 수술은 하지 않고 지켜보기로 결정했다. 비록 아내는 하루 종일 배가 고팠겠지만 그래도 수술하지않고 기다려보기로 한 것에 대해 적어도 나는 좋았다.

그렇게 이틀이 지나고 사흘이 지났다. 감사하게도 하루가 다르게 아내는 회복되었고 잘 견디어냈다.


임파선 전이로 항암 치료와 방사선 치료 결정

퇴원 하루 전 아내는 호르몬 수용체 양성그룹* 유방암 IIb라는 진단을 받았다. 안타깝게도 임파선에 전이가 있어 훗날 항암 치료와 방사선 치료는 필수라고 했다.

---

*유방암세포(표면 혹은 핵)에는 에스트로겐 수용체, 프로게스테론 수용체, HER2 수용체가 존재한다. 이 중 에스트로겐, 프로게스테론 수용체가 과발현되어 있는 것을 호르몬수용체 양성그룹, HER2수용체가 과발현되어 있는 것을 HER2 양성그룹, 이들 수용체가 모두 없는 것을 삼중음성그룹이라고 한다. 호르몬수용체 양성그룹은 비교적 얌전한 암인데 반해 삼중 음성그룹은 기존의 항암제로 치료해도 재발될 확률이 높다.

수술 후 8차례의 항암 치료를 3주 간격으로 하게 되었다. 독소루비신(AC, Doxorubicin or Adriamycin, 빨강색, 붉은 소변, 혈관염증으로 피부괴사까지 확산될 수 있어 주의)과 사이톡산(C, Cytoxan or Cyclophosphamide, 입 근처에서 박하향)을 4차례, 이어서 도시탁셀(Docetaxel, DOC, TXT)을 4차례 맞아야만 했다. 혈관이 잘 안 나와 힘들면 케모포트(Chemoport)라는 장치를 피부에 심을 수도 있다고 했다. 항암 치료의 경우 일반적인 항구토제(antiemetics), 보험이 되는 항구토제, 스테로이드제(배 근처에 싸한 느낌, 항문 근처가 따끔거림), 마지막은 항암제(AC & C)의 순서로 정맥주사를 맞는다.

유방암에 대한 지식이 필요하다

유방에는 착한 양성종양도 있지만 전이가 되어 종국적으로 생명에까지 위협을 주는 못된 악성종양도 있다. 잘 생기는 부위가 있기는 하나 제각각이다. 주위 조직으로 퍼진 정도에 따라 침윤성과 비 침윤성으로 나누며 대부분 침윤성이다. 남성에게도 드물게 유방암이 생기는데 유병율은 대략 1% 이하이다.

중앙 암 등록 본부가 2019년 12월에 발표한 자료는 다음과 같다. 2017년, 우리나라에서 발생한 232,255건의 암 중 유방암(C50)은 남녀를 합쳐 22,395건이었다. 전체 암 발생 9.6%로 5

위였으며 남녀를 합쳐 연령대 별로 보면 40대가 32.4%로 가장 많았고, 50대, 60대 순이었다.

유방암은 주로 유관(乳管, 젖샘관, lactiferous duct 또는 mammary duct)이나 유관세포에서 많이 생긴다. 일반적으로 암 종물(tumor)은 태어나서 분열하면서 성장하고 그렇게 자라다가 죽는 일련의 과정에 생긴 고장을 말한다. 소위 disorder이다. 오더(order)를 따르지 않는 것이라는 말이다. 오더(order)를 따르면 편안(ease)이지만 disorder를 따르면 disease일 뿐이다.

참고로 유방암의 종류는 침윤성 유방암, 침윤성 소엽암, 유관 상피내암(비침윤성), 소엽 상피내암(비침윤성), 유방 파제트병[**] 등이 있다. 다시 침윤성 유방암에는 점액성 암, 수질성(髓質性) 암, 유두상(乳頭狀) 암, 관상(管狀) 암, 선양낭성(腺樣囊性) 암종, 분비성 암종, 아포크린(apocrine) 암종, 화생성(化生性) 암종 등이 있다.

유방은 표면해부학상 상하는 제 2-6늑골 사이에 위치하며 좌우는 흉추와 겨드랑이 중심선 사이에 위치한다. 유방의 바닥 부위에는 대흉근이 있다.

유방은 실질(實質)조직과 간질(間質)조직이 있다. 실질조직

---

[**]19세기 영국의 외과의사이자 병리학자였던 윌리엄 파제트(William Paget)가 발견한 병이다.

은 젖을 분비하는 소엽(小葉, mammary lobule, 젖샘이 모여 있는 단위)들과 젖을 유두로 운반하는 유관(젖샘관)들로 구성되어 있다. 이곳 유관에 유방암이 잘 발생한다. 간질조직은 그 사이를 지지해 주는 조직으로 결합조직, 지방, 혈관, 신경, 림프관을 일컫는다.

유방에는 수많은 감각신경이 분포되어 있어 아주 민감한 곳이다. 또한 많은 호르몬과의 밸런스가 중요한데 주로 에스트로겐(estrogen, 소포호르몬), 프로게스테론(progesterone, 황체호르몬), 프롤락틴(prolactin), 부신피질자극호르몬(corticotrophin) 등이다.


## 유방암 위험 인자가 있다

한편 유방암의 발생기전은 아직 잘 모르나 위험 인자는 제법 알려져 있는데, 유전적 요인과 함께 여성호르몬(에스트로겐), 연령 및 출산, 수유 경험, 방사선 노출, 음식물(특히 고지방식), 음주, 환경호르몬 등이 있다.

또한 한쪽 유방에 암이 있던 사람은 다른 쪽 유방에도 암이 발생할 확률이 상대적으로 높고, 대장암이나 난소암에 걸렸던 사람, 비만인 사람도 확률이 높다.

유전적 요인의 경우 어머니나 자매의 병력을 참고하여 미리 정기적으로 진찰을 받는 것이 좋다. 호르몬의 요인인 경우 특히 여성호르몬인 에스트로겐(소포 혹은 여포 호르몬)은 암이 잘 발생하는 곳인 유관세포를 증식하기 때문에 주의해야 한다. 그러므로 호르몬 치료(골다공증 등으로)를 받는 경우 정기적으로 자궁내막과 유방검사를 하는 것이 좋다.

출산, 수유 경험이 없는 40세 이후의 여성도 마찬가지다. 이외에도 소량의 음주, 비만(특히 폐경 후 여성의 비만)도 주의해서 나쁠 것은 없다.

유방암의 고 위험군으로는 어머니나 자매 중에 유방암환자가 있던(즉 가족력이 있는) 사람, 한쪽 유방에 유방암이 있었던 사람, 출산 경험이 없는 사람, 30세 이후에 첫 출산을 한 사람, 비만인 사람, 동물성 지방을 과잉 섭취하는 사람, 호르몬의 자극을 오랫동안 받은 사람(이른 초경, 늦은 폐경, 또는 폐경 후 장기적인 여성호르몬 투여), 가슴 부위에 방사선 치료를 받은 사람, 핵물질 등 강한 방사능에 노출된 적이 있는 사람, 유방에 지속적인 문제(덩어리, 병소 등)가 있거나 자궁내막, 난소, 대장에 악성종양이 있던 사람 등이다.

특효가 있는 예방법은 그다지 추천할 것이 없으나 몇 년 전 미국의 영화배우 안젤리나 졸리처럼 유전자 검사를 통해 예방적 유방절제술을 시행하는 것도 도움이 된다. 아마 의과학이 발달하면 점점 더 간편한 예방법도 개발될 것이다.

유방암과 음식과의 연관성에는 대부분의 식자층에서 끄덕거리고 있으나 인과관계는 애매하다. 그럼에도 불구하고 세포 분화 촉진, 세포 분열 억제, 항산화 작용, 해독 작용, 면역 기능 강화 등의 주제들은 유방암의 예방에 도움이 될 것으로 암묵적인 인정을 받고 있다.

예를 들면, 채소나 과일, 녹차, 적정량의 글루타치온(glutathione), 페록시다제(peroxidase) 등의 효소, 비타민 E와 C, 베타카로틴(beta-carotene), 셀레늄(selenium), 멜라토닌(melatonin), 플라보노이드(flavonoid), 폴리페놀(polyphenol), 프로폴리스(propolis) 등은 도움이 될 것이라 생각된다.

채소를 먹을 경우 많은 양을 먹을 욕심으로 즙을 내기보다는 그냥 천천히 씹고 먹는 맛을 누릴 것을 권한다. 즙을 내기 위해 야채를 갈다 보면 섬유소나 영양소 일부가 오히려 파괴될 수도 있고 고농도의 영양분이 짧은 시간에 한꺼번에 체내에 들어가면 간이나 신장에 부담이 갈 수도 있다.

그러므로 다시 권하건대 천천히 음식을 맛보고 입안에서 음식을 씹는 즐거움을 누리라. 또한 대두유나 참기름, 들기름 같은 식물성 기름과 등이 푸른 생선에 함유되어 있는 불포화지방 성분도 도움이 될 것으로 생각된다.

## 좋은 음식보다 피할 음식을 알아두라

비타민의 경우 의사마다 각각 다른 의견이 있지만 나는 비타민 C의 경우는 모든 연령대에 다 권하고 싶다. 그리고 충분한 식사를 하지 못하는 경우에는 종합비타민(multi-vitamin)까지도 권한다.

물론 충분한 식사나 야채를 골고루 섭취할 수 있다면 그것만으로도 가능할 수 있다. 그러나 암 투병 시 아내의 경우 입맛이 떨어지는 것을 보았기에 이론적인 이야기는 제쳐두고 정해진 량의 비타민이라면 섭취할 것을 권한다. 그렇다고 하여 과도한 섭취까지 괜찮다는 것은 아니다.

사실 환자들에게는 무엇이 좋다라는 것보다는 피하여야 할 음식들을 소개하는 것이 실제적으로 도움이 된다. 물론 피한다고 하여 병을 예방할 수 있다는 것은 아니다. 그러나 음식을 절제하면 발병의 위험을 낮출 수는 있다.

먼저는 기름기 많은 음식은 피해야 한다. 햄, 소시지, 육포 등은 가급적 피하라. 튀김 요리, 볶은 요리, 과식도 피하라. 더하여 유제품도 주의해야 한다. 특히 치즈는 피하는 것이 좋다. 그렇다고 하여 전혀 섭취하지 않는 것도 바람직하지 않다. 하루에 우유 한 잔이나 치즈 한 장 정도는 괜찮다.

술의 경우는 절대 금하며 혈액 순환에 좋다는 둥 어떤 종류의

술은 약이 된다는 둥 그런 류의 이상한 이야기에는 귀를 닫으라.

홍삼이나 민간요법에 기댄 보조 식품도 꼭 섭취하려면 전문가의 의견을 참고하여 결정하는 것이 좋다. 커피를 좋아했던 아내의 경우 절제하기는 했으나 간혹 생각이 강하게 들 때에는 한 잔씩 마셨다. 중요한 것은 커피도 과하면 뼈가 약해짐으로 주의해야 한다. 나의 아내도 항암 치료 후 발목 골절로 상당한 고생을 했었다.

붉은 고기가 암에 안 좋다는 말이 많은데 지방이 적은 살코기 부분은 적당량 먹을 것을 권한다. 콩이나 석류의 경우 식물성 에스트로겐을 함유하기에 과다 섭취는 자제하는 것이 좋으나 두부, 청국장, 석류의 과육(果肉) 정도는 괜찮다.

면역력을 키우는 것은 아주 중요하다. 아내의 경우 판교 사랑의 병원을 통해 많은 도움을 얻었다. 버섯이나 효소 등 보조 식품을 포함한 전통요법이나 민간요법보다는 병원이나 의사의 적절한 권고를 따르는 것이 좋다.

무엇보다 평소 규칙적인 운동을 통해 체중 조절에 힘쓰라. 신진대사를 활성화시키고 면역력을 키우기 위해 체력을 꾸준히 유지하는 것이 바람직하다.

## 유방암, 정기적 자가진단이 중요하다

결국 유방암에 관하여는 특별한 예방책은 없다고 해도 과언이 아니다. 그렇기에 무엇보다도 본인 스스로 정기적으로 체크해보는 것이 좋다. SNS를 통해 자가진단을 배우는 것도 도움이 된다.

혹시라도 유방이나 겨드랑이에 멍울이 만져지거나 통증이 있으면 머뭇거리지 말고 병원을 찾으라. 또한 유두에서 피가 나거나 분비물이 있을 때, 유두 주위에 잘 낫지 않는 습진이 있을 때, 함몰유두나 염증의 경우, 유방 피부에 부종이나 주름이 생길 때, 양측 유방 크기의 변화, 유두 위치의 변화, 색깔의 변화등 평상시와 뭔가 달라졌다는 본인의 판단이 생기면 즉시 전문의를 찾는 것이 좋다.

수술 후에는 재발의 경우를 대비해 자신의 몸에 관심을 가져야 한다. 다음의 증상이 발견되면 즉시 병원으로 가서 진찰받아야 한다. 일반적으로 수술한 부위에도 국소 재발이 가능하다. 심지어는 뼈, 폐, 간 등으로의 원격 전이도 있다.

아내의 경우에는 수술, 항암 치료, 방사선 치료가 모두 끝난 시점에서 폐에 병변이 발견되어 한동안 가슴을 쓸어내린 적이 있었다. 또한 긴 시간 동안 암 투병하느라 지쳐서인지 머리 쪽에 대상포진이 와서 엄청 고생하기도 했다.

먼저는 수술한 유방이나 겨드랑이 부위, 반대쪽 유방에 혹이 있거나 수술 부위에 상처가 있는지를 살펴라. 쇄골 위쪽이나 목에 혹이 만져지는 경우, 어깨, 허리, 골반, 가슴에 3주 이상 지속되는 통증이 있는 경우, 오심, 구토, 설사 등의 소화 장애가 며칠간 계속되는 경우, 식욕이 떨어진 경우, 체중이 심하게 빠지는 경우에도 유의해야 한다. 젊은 여성의 경우 생리 주기나 생리의 양에 변화가 있는 경우, 두통, 현기증, 시력 저하 등이 있는 경우에도 지체 없이 병원으로 가는 것이 좋다.

진단과 치료는 무조건 전문가에게 맡기라. 제발 대중적인 방법이나 민간 의료에 진단이나 치료를 맡기지 말라.

먼저는 자주 가는 동네 병원의 개인 주치의를 찾아 의논하고 진찰을 받으라. 만약 유방암이 의심된다면 당황하지 말고 그 해당 과에 가서 하나씩 검사를 받아 나가라. 그런 후 치료 계획을 세웠다면 보호자와 의논하여 최종적으로 수술 및 항암, 방사선 치료할 곳을 정하면 된다.

우리 부부의 경우에도 먼저 잘 가던 내과 주치의를 찾았고, 그런 후 유방외과와 방사선과를 찾아 확진 후 큰 병원에서 수술을 했다. 이후 항암 치료와 방사선 치료까지 마쳤다.


유방암 검사 절차

일반적으로 시행하는 검사들에 관하여는 상식적으로 알아두는 것도 도움이 된다. 그러나 주치의가 권하는 검사가 최종 결론이 되어야 할 것이다.

검사의 종류는 유방촬영술(mammography), 유방 초음파검사, 유방 자기공명영상(MRI)검사, 전산화단층촬영(CT, computed tomography)검사, 양전자방출단층촬영(PET, positron emission tomography)검사, 영상 유도하 조직검사 즉 맘모톰(mammotome, 진공 흡입 장치와 회전칼이 부착된 바늘을 이용한 유방 조직을 적출하는 검사법이자 그 장치의 상품명), 미세침흡인세포검사, 총생검(gun biopsy 또는 core biopsy), 맘모톰 조직검사(mammotome biopsy) 등이 있다. 상기의 것들을 모두 다 하라는 것은 아니다.

병기(病期, stage)는 병의 진행 상태를 나타내는 것으로 치료 방법이나 예후를 알 수 있어 중요하다. 그렇다고 하여 환자나 보호자가 이것을 다 알아야 할 필요는 없다. 너무 복잡하기 때문이다. 향후에 진단을 받으면 그때 자신의 부분에 해당하는 부분(TNM 방식)을 찾아 병의 진행 상태(병기, stage)만 확인하면 된다.

병기(病期, stage)는 TNM 방식(TNM classification)을 쓰는데 T(tumor, 종양)는 암의 크기와 침윤 정도를, N(node, 림프절)은 '주위 림프절' 전이를, M(metastasis, 전이)은 '다른 장

기'로의 원격전이를 나타낸다. 이들을 조합하여 병기를 크게 1-4기로 나누고 다시 1~3기까지는 a, b 혹은 a, b, c로 나눈다. 예컨대 나의 아내는 2b였다.

앞서 언급했지만 모든 유방의 혹이 다 암을 나타내는 것은 아니다. 젊은 여성에겐 섬유선종(Fibroadenoma)이나 섬유성 낭종(Fibrocystic disease)도 많다. 그러나 명심해야 할 것은 젊다고 하여 안심하는 것은 곤란하다는 것이다. 이번에 아내가 치료하는 동안 함께 치료를 받았던 많은 분들이 젊은 여성이었다. 아마 많은 사람들이 나처럼 유방암은 얼핏 나이가 들어서 생기는 병으로 치부했을 것이다. 나는 아내와 병원을 다니며 젊은 여성들을 많이 보았다. 그러므로 나는 나이에 관계없이 정기적인 검사가 가장 중요하다고 생각한다. 초기에 발견하면 병기(病期, stage) 또한 초기이므로 치료가 간단하고 치료 기간도 길지 않을 수 있기 때문이다.

치료 방법은 수술적 치료, 항암 치료, 방사선 치료, 면역 요법, 항호르몬 요법 등 다양하지만 무엇보다도 주치의 선정이 가장 중요하다. 암의 치료는 가능하지만 한번 걸리게 되면 치료 후에도 평생 간헐적으로 추적 검사와 함께 주치의를 찾아야 하기 때문이다.

## 범람하는 주변인들의 말에 휘둘리지 말라

아무튼 진단이 확정되고 나면 주치의와 함께 향후 가장 적절한 치료 방법과 자신의 병기(病期, stage)에 대한 예후, 주의할 점 등등을 의논하고 그런 다음 환자나 보호자는 단호한 결단을 해야 한다. 이후 좌고우면(左顧右眄)하지 말라. 그럴 시간도 없다. 환자는 암과의 전쟁을 선포하고 보호자는 아내와 함께하고 든든히 지원해주며 격려함이 필요할 뿐이다.

꼭 당부하고픈 것은, 주관적인 사실을 객관화하는 주변인들의 말에 휘둘리지 말았으면 하는 것이다. 일단 암 소식이 알려지기 시작하면 주변의 수많은 말들은 쓰나미가 되어 다가온다. 이는 마치 홍수 속에서 마실 물이 없듯이 거대한 정보 같으나 거의 도움이 안 되는 것들뿐이다.

쓰나미를 받아들이지 말라. 휘둘리면 두려움에 휩싸일 확률이 많아진다. 차라리 병의 치료에 대한 절차나 병에 임하는 마음 등등의 정보를 참고하라. 더 나아가 공신력 있는 책자들을 참고하는 것이 좋다.

한 예로 최근에 이슈가 되고 있는 개 구충제가 있다. 먹고 난 후 좋아졌다는 말을 하는 사람들이 많다. 그러다 보니 마치 그것이 영화 '로렌조 오일(Lorenzo's Oil)'이라도 되듯이 절박한 말기 암환자들을 프레임에 가두어 버렸다. 물론 그 약이 좋을 수도 있다. 그렇더라도 그 약에 대한 의학적 결과가 나올때까지는 기다리라. 나는 당연히 검증된 의학 지식이나 전문인에게 좀 더 신뢰를 둘 것을 권한다.

아무튼 일단 암에 걸리면 너무나 많은 사람들이 저마다 한 가지 이상의 비법을 풀어놓는다. 물론 치료에 효과가 있을 수도 있다. 그러나 그런 류의 치료를 취합하여 모두 다 하려면 거의 100살이 넘어야 마칠 수 있다. 결국 온갖 종류의 치료에 몰두하다 보면 소중한 인생을 낭비하게 된다.

다시 말하지만 가장 효과적이며 가장 쉬운 안전한 방법은 병원이다. 먼저는 깐깐하게 주치의를 선정하라. 그다음에는 그를 믿고 그와 상담하며 꾸준히 나아가라.


### 섣부른 위로는 상처에 상처를 더한다

유방을 절제하는 수술이 아내들에게는 심적 부담이 될 수 있다. 부분을 절제하느냐 전체를 다 들어내느냐는 것은 초미의 관심사이기도 하다. 이때 주변의 어설픈 위로는 환자에게 큰 상처가 된다. 대개 이런 류의 것들이다.

"유방절제가 뭐 그리 대단하니, 치료만 잘되면 되잖아. 유방 암은 암도 아니야, 완치율도 가장 높은 걸. 머리카락은 다시 난다고 하던데 신경 쓰지 말아라. 몇 기 암이니? 그만하길 다행이

네, 전이가 안 된 것만으로도 감사해라" 등등.

제발 그런 류의 말들로 상대의 화를 돋우지 말라. 당신의 쉽게 내뱉는 제 3자적 위로가 상대의 마음을 들쑤시고 헤집어버린다. 최고의 위로는 말없이 그냥 함께하는 것이다. 정기적으로 안부를 묻고 격려하는 것이다. 병이 끝날 때까지 든든히 곁에서 지지해주는 것이다.

수술 후에는 절개 부위에 흉터는 차치하고라도 제법 오랫동안 통증을 호소하는데 간혹 2년 이상 잔존 증상으로 고생하기도 한다.

이때 환자는 통증보다도, 혹시 재발되었나? 하는 생각 때문에 걱정이 앞설 수 있다. 그러한 때에는 주치의를 찾아가라. 진찰 후 재발이 아니라면 진통제를 사용하되 쓸데없는 걱정은 던져버리라. 그런 걱정에 사로잡히게 되면 재발에 대한 생각이 고착화될 수 있어 자유롭지가 않다. 걱정 대신 수술 부위의 상태에 관심을 가지라.

수술의 종류는 다양하다. 집도의의 결정에 따르되 당신의 의견을 적극적으로 개진하라. 그것이 주치의와의 신뢰를 더 쌓는 것이다. 최근에는 유방 보존적절제술을 통해 부분적으로 제거하는 경향이 많아졌다. 나의 아내도 부분절제술을 시행했다. 수술 이후 항암 치료나 방사선 치료 등의 부가적인 치료는 다시 주치의와 의논하면 된다.

유방 보존적절제술인 부분 제거가 불가능할 경우에는 어쩔 수 없이 유방 전체 절제술을 시행해야 한다. 또한 액와부 림프절 곽청술, 감시 림프절 생검술도 있다.

유방 절제술 후 가슴이 바른 모양을 갖도록 하는 유방 재건술이 있다. 많은 경우 미용 효과와 심리적 만족감이 있기에 차후에 고려해 볼 만하다.

유방암은 수술 후에도 정기적이고도 꾸준한 관리가 중요하다. 특히 수술 후에는 림프 부종에 주의해야 한다. 혹시라도 수술 쪽의 팔이 부으면 주치의에게 얼른 가서 상담을 받는 것이 좋다. 그리고 수술받은 쪽에는 채혈, 혈압 측정, 주사, 운동, 물건 들기를 피하고 심지어 손가락이나 손목에 악세서리나 반지도 피하는 것이 좋다.

목욕할 때 냉수와 온수를 급격히 바꾸지 말라. 특별히 외상이나 화상, 염증 등에는 신경을 써야 한다.

가벼운 운동은 적극적으로 할 것을 권한다. 특히 가까운 곳에 산책을 하거나 수영, 실내에서 자전거 타기 등은 시간을 정하여 시행하라. 근력 운동과 관절 운동, 유연성 운동은 기본이다.

수술 직후 병원에 있을 때에는 병원의 의료진들이 세세하게 도와주므로 그냥 시키는 대로 하면 된다. 그러나 퇴원할 날이 다가오면 그다음부터는 환자 본인과 보호자가 모든 것을 해 나가야 한다.

일반적으로 큰 병원의 경우 시스템이 잘 갖추어져 있어 수술 후의 재활이나 일상을 살아가는 많은 팁을 제공해 주고 있다. 여러 가지 자료를 수집하고 잘 배우기는 하되 무조건 그대로 따라 할 것이 아니라 자신에게 맞게 변형(modification)하는 것이 좋다. 물론 정기적으로 외래를 방문하여 주치의에게 자신의 변화를 알리고 또한 자문을 받는 것이 중요하다.

## 수술 후 나타나는 신체 증상들

수술 후 일정 기간이 되면 초기암을 제외한 거의 대부분의 암 환자들은 항암 치료나 방사선 치료, 호르몬 치료를 하게 된다. 이때 항암 치료의 부작용 등에 대해 공부하되 아는 것이 힘이 되어야지 모르는 것이 약이 되어서는 곤란하다. 알게 된 후에 두려움으로 임하는 것도 곤란하다.

일반적으로 항암화학요법의 부작용은 감사하게도 대부분 일시적이다. 탈모의 경우 여자로서 아내는 충격을 받는다. 그러나 항암 치료 후에는 다시 머리카락이 돋아나게 됨을 숙지시켜 주어야 한다. 그 외 오심, 구토, 전신 쇠약, 조기 폐경, 백혈구 감소증, 혈소판 감소증이 잘 오기에 그에 따라 적절하게 대처해야 할 것이다. 특히 백혈구 감소증, 혈소판 감소증으로 인하여 염증이 생기기 쉬우니 주의해야 하며, 정기적으로 혈액 검사를 하는 것이 좋다.

외상(trauma)을 받으면 암 투병 이전보다 출혈이 많아질 뿐 아니라 피도 잘 멎지 않는다. 그러므로 다치지 않게 정말 주의해야 한다.

점막의 이상도 흔한 부작용인데 아내의 경우 제법 힘들어했다. 구내염이 생기고 위장점막의 이상으로 오심과 구토가, 대장점막의 이상으로 설사와 변비가 발생했다. 특히 항문의 경우 아프고 따갑고 가려워 밤에 잠을 이루기 힘들어했다. 아내는 워낙 잘 참는 성품이라 아내가 힘들어하면 제법 힘든 것이다.

인체의 점막은 신체의 외부와 직접 맞닿아 있는 부분으로 신체 기관들의 내벽을 덮고 있는 부드러운 조직인데 호흡 기관(구강, 코, 기관지), 소화 기관(위, 장), 비뇨 생식기관(남녀 성기, 항문)을 말한다.

탈모의 경우 항암 치료를 받는 거의 대부분의 환자에게서 발생한다. 처음에는 한 움큼씩 빠지다가 급기야는…….

여자에게 머리카락은 아주 큰 의미가 있다. 그러다 보니 항암 치료 초창기나 항암 치료 전에 대부분 가발을 준비한다. 아내의 경우에도 그랬다. 그러나 가발을 쓰고 다닌다는 것은 여간 힘든 일이 아니다. 그러므로 땀이 잘 흡수되는 두건에다가 가벼운 모자를 준비하는 것이 차라리 낫다. 아내는 몇 개의 가발을 구입했으나 몇 번 시도해 보다가 너무 힘들어 아예 쓰지 않았다.

여자로서 힘든 것이 있다면 인체의 모든 털이 다 빠지는 것이다. 머리카락, 눈썹, 속눈썹, 코털, 겨드랑이 털, 팔다리의 털, 심지어는 음모까지……. 털이 없을 때의 불편함은 이루 말할 수 없다. 조물주가 인체를 창조할 때 필요 없는 것은 하나도 만들지 않았음을 절감하게 된다.

정신적으로는 무기력증(asthenia, 무력증, 쇠약)을 주의해야 한다. 이런 상태가 얼마나 힘든지 단순히 '힘들다, 우울하다'라는 표현으로는 아예 부족하다. 이때 그런 아내와 함께해 주며 든든히 지원해 주는 것은 아주 중요하다.


수술보다 더 힘든 약물치료

한편 한쪽에 유방암이 발생하면 다른 쪽에도 생길 수 있기에 주의해야 한다. 반대쪽 유방암의 50%를 경감할 수 있는 좋은 약이 항 호르몬제인 타목시펜(20mg, QD)이다. 이 약제의 부작용으로는 안면 홍조(얼굴과 목·가슴 등의 피부가 갑자기 붉어지면서 화끈거리고 때로는 땀도 난다), 불규칙한 생리, 질 내 분비물 증가, 그리고 드물게는 체액의 저류(瀦留, 고임), 우울증, 피부 홍반(紅斑, 붉은 빛깔의 얼룩점) 등이다. 간혹 자궁내막암 발생 가능성을 높일 수도 있다.

아로마타제 저해제도 도움이 되나 이의 가장 흔한 부작용은 안면 홍조와 뼈의 통증이다. 동시에 폐경 후 여성에서는 골소실, 골다공증이 유발되기도 한다. 그러므로 정기적으로 골밀도 검사가 필요하다.

아내를 곁에서 지켜보며 느꼈던 것은 수술보다 약물 치료가 훨씬 더 어렵게 보였다는 것이다. 대부분의 항암 치료는 8차까지가 거의 루틴(routine)인데 그 치료 기간은 생각보다 훨씬 길다.

3주에 한 번씩 시행하며 3주 후 다시 혈액 검사 등 기본 검사를 통과해야만 그다음 차순으로 넘어간다. 그렇기에 암세포와의 긴긴 싸움임을 직시해야 한다. 나의 아내는 8차까지의 기간 중에 두 번을 연기해야만 했다.

게다가 일반적으로 암세포를 죽이는 항암제들은 상당히 쎄다. 암세포의 곁에 있는 정상 세포의 일부도 건드릴 수 있기에 당연히 환자는 지치게 되고 시간이 흘러감에 따라 점점 더 예민해진다.

대개 항암 치료 후 첫 1주에는 기력이 떨어지고 많이 힘들어한다. 그다음 2주에는 기본 체력이 되는 사람은 서서히 회복의 시기에 들어간다. 그러다가 3주 차가 되면 제법 회복이 되고 기력을 찾는다. 그 후 다음 항암 치료 차순으로 들어가는 것이다.

나는 특별히 이 부분에 대해 2차(1-2차), 4차(3-4차), 6차(5-6

차), 8차(7-8차)로 나누어 '병을 알고 공격하라, 마음의 적을 공격하라, 주변 환경을 공격하라, 환자보다 앞서가라, 환자와 함께하라, 환자의 뒤에서 지원하라'의 꼭지로 기술하고자 한다.

특히 5차부터는 항암 치료제의 약물 종류가 바뀌므로 5-6차가 되면 특별히 아내를 배려해야 한다. 절반을 넘는 시기에는 피로 누적으로 많이 힘들어함을 미리 알고 대처해야 한다.

또한 마(魔)의 8부 능선인 7-8차에도 바싹 긴장해야 할 것이다. 그리고 마지막 8차가 끝나면 지긋지긋한 항암이 끝났으므로 자칫 긴장이 풀릴 수 있다. 이때 정말 주의해야 한다. 왜냐하면 지난 몇 개월 동안 암과 싸우느라 본인의 몸은 결코 예전 같지 않기 때문이다.

체력도, 근력도, 근육의 양도, 뼈의 골밀도 등등……. 나의 아내의 경우 8차 항암 치료 후에 발목에 골절상을 입었다. 수술도 못하고 기브스 상태로 양측에 목발을 짚고 일상생활과 방사선 치료를 다녀야 했으니 그 고생은 말로 다 할 수가 없었다.


대상포진 예방주사는 항암 치료 후 3개월에 접종

지금까지는 1장의 첫 꼭지에 해당하는 부분으로 유방암에 대한 개괄적인 정보들을 대략 기술했다. 즉 유방암에 대한 전반적인 상식을 공부해 두어야 하는 것이 수술 후 항암 치료 1-2차 때의 일이다.

유방암의 우연한 발견에서부터 진단에 이르기까지, 그리고 여러 가지 검사 과정을 거쳐 확진이 되면 수술과 항암 치료를 할 병원 선정, 주치의 선정, 그리고 본인과 보호자의 결단이 중요하다. 수술 후 항암 치료에 들어가야 하기에 일반적으로 궁금한 것들을 환자 입장에서 소개하고자 한다.

아내의 경우 유방 보존적절제술을 통해 부분절제술을 시행했다. 수술 후 브래지어(Brassiere) 착용을 많이 힘들어했다. 나는 굳이 착용하라고 권하고 싶지 않다. 그러나 꼭 착용해야 할 경우 작아도 커도 문제가 되기에 부드러운 것으로 단시간 정도만을 권한다.

암환자라도 적극적인 예방 접종은 필요하다. 이때 환자 가족이나 간병인도 마찬가지이다. 특히 독감, 폐렴에 대한 예방 접종은 항암 치료 2-4주 전에 시행하는 것이 좋다. 대상포진의 경우 약화된(attenuated) 생백신이므로 항암 치료 후 3개월에 시행하는 것이 좋다.


항암 치료 중 주의해야 할 일

항암 치료 중에는 사람이 많이 모인 곳에 가는 일은 가급적이면 삼가는 것이 좋다. 찜질방, 사우나 등 습기가 많은 곳은 더욱 피해야 한다.

앞서 언급했지만 항암 치료 후 탈모 현상을 힘들어하는 경우가 많다. 그러다 보니 두피 보호제, 가발 등에 신경을 많이 쓰는데 나의 아내도 그랬다. 그러나 사실은 거의 필요가 없다. 가볍고 땀을 잘 흡수하는 두건이나 모자는 필요하다. 그리고 개인차는 있으나 머리카락은 항암 후 거의 다 돌아온다.

유방암과 갑상선암은 동반 발병률이 높다. 이는 두 암 사이에 있는 상관관계라기보다는 루틴(routine)으로 검사하다 보니 발견되는 경우가 많은 것이다.

일반적으로 암의 경우 수술 후 5년이 경과하면 완치 판정을 하는데 유방암의 경우는 수술 10년 후에도 재발 가능성이 있으므로 늘 자신에게 관심을 가지고 자가진단과 함께 주치의에게 정기적인 진찰을 받는 것이 좋다.

처음 유방암을 진단받으면 Needle biopsy를 통해 조직검사를 한다. 이때 바늘로 자극하면 암이 퍼진다거나 더 악화되기에 꺼리는 경우가 종종 있다. 의사인 나도 처음에는 반신반의(半信半疑)했다. 그러나 여러 가지 유익한 정보를 얻는 검사이기에 반드시 해야 한다. 요즈음은 초음파가이드하에 gun biopsy를 하기에 여러 가지 상황을 지레 걱정할 필요는 없다.

간혹 액취 제거제가 유방암 발병율을 높이는가에 대해 묻는 경우가 많은데 상관관계는 거의 없다. 방사선 치료는 처음에

35회를 받기로 예정되었다가 19회를 받게 되었다. 치료 시간은 10여 분 남짓이다. 주 5회이기에 병원을 다닌다는 것이 약간 힘들기는 하나, 규칙적인 운동이라 생각하고 다니면 된다.

약 3주가 되면 방사선 피부염이 잘 생긴다. 감사하게도 아내는 없었으나 피부 변색과 함께 빨갛게 약간의 화상(1도 정도 햇빛에 그을린 정도)을 입었다. 조금 따끔거린다고 했다. 쉽게 피곤해했고 소화 기능의 장애도 있었다.

마지막으로 수술, 항암 치료, 방사선 치료 후 검사 결과가 괜찮으면 호르몬 치료를 하게 된다. 대표적인 약제는 타목시펜(Tamoxifen), 아로마타제 억제제, 풀베스트란트(Fulvestrant)이다. 나의 아내는 비타민 D와 함께 아로마타제 억제제***인 페마라(Femara, Letrozole)를 5년간 복용하기로 했다. 매일 아침에 복용해야 하는데 혹시라도 잊었을 경우 그날의 절반이 지났다면 그다음 날 아침에 먹으면 된다. 그렇다고 매번 까먹는 것은 곤란하다.

개인차가 있겠지만 항암제로 빠진 머리카락이 어느 정도의

---

*** 이는 아로마타제 효소를 방해함으로써 에스트라디올(esdtradiol, 여성에 존재하는 성호르몬으로 에스트로겐 중 가장 강력하고 대표적인 호르몬)의 생성을 억제한다. 그러기에 호르몬 수용체 양성인 폐경 후 유방암환자에게 이 약이 사용된다. 참고로 에스트로겐은 3가지가 있는데 폐경기 여성에 나타나는 에스트론(estron, E1), 가임기 여성에 가장 많이 존재하는 에스트라디올(estradiol, E2), 임신 기간 동안에 분비되는 에스트리올(estriol, E3)이 있다.

헤어스타일로 돌아오는 데는 1년여 걸린다. 방사선 치료 후 피로감이 회복되는 기간이나 인지 기능이 정상화되기까지도 1년여 걸린다. 수술 부위의 상처가 회복되는 기간은 2년여 걸린다. 그러므로 조급하지 말라. 자신을 잘 다독이며 여생을 한 걸음씩 천천히 가는 연습을 하라. 그 일에 부부가 함께하길 바란다.

# 마음의 적을 공격하라

이 꼭지에서는 아내와 그 남편된 나의 마음에 특히 집중하여 기술하려고 한다. 다시 말하면 유방암과 투병했던 아내를 지켜보며 조바심 나게 살폈던 나, 그러다 보니 조석으로 변했던 나, 즉 남편된 사람의 마음과 또한 남편 입장에서 바라본 아내의 마음을 묘사한 것이다.

아내의 경우 갑작스럽게 본인에게 닥친 암과 실제적으로 최전선에서 싸워야 했기에 가장 마음이 복잡한 듯 보였다. 충분히 그랬을 것이다. 예상 밖의 암이기에 당황스러웠을 것이다. 간간이 알 수 없는 대상에 대한 원망도 잠시 비춰곤 했으나 이내 담담하게 상황을 받아들였다. 적어도 말과 행동 등 겉으로는 드러내지 않았다.

내게 암이 닥쳤더라면 나는 비타민 '씨', 개나리 등등 난리를 부렸을 것 같다. 저 하늘을 향해……

일반적으로 복잡한 마음의 미로는 얽히고설키게 되면 점점 더 모호해져 버린다. 그러다 보면 시간이 흐르며 상황과 환경에 따라 시시각각 다양하게 겉으로 튀어나올 수밖에 없다.

그렇기에 어떤 상황하에서 일단 예민해지기 시작하면 모든 것이 서운해진다. 그 결과 이렇게 하면 삐뚤어져 보인다고 하고 저런 행동에는 무시하느냐고 대들게 된다. 모든 일들에 사사건건 지적하고 참견하게도 된다.

이러한 때 남편이든 본인이든 간에 마음을 정돈하지 못하면 지난 일들에 대한 응어리들이 스멀스멀 몰려오게 된다. 이는 개인에게도 사회에도 동일하게 작동되는 원리이다.

그러다 보면 아내는 잘 견디어주고 있는 남편에 대한 감사는 어느덧 사라지고 불평만 늘어나게 된다. 동시에 남편의 입장에서도 악전고투(惡戰苦鬪, tough fight, desperate struggle)하며 잘 싸우고 있는 아내에게 자신을 못 알아준다며 마음에 앙금을 남기게 된다. 이런 악순환의 결과는 뻔하다. 결국 파탄으로 치닫게 되어 있다. 사단은 이런 짓을 즐기고 획책하며 엄청 좋아한다.

이런 상황이 지속되고 가속화되면 점점 서운함은 자신에게서 상대에게로 옮겨가며 결국은 모든 가족들에까지 확장되어진다. 감사는 당연함으로, 당연함은 어느덧 불평불만으로 변하게 된다.

예민함이 서운함과 합해지면 신경질적으로 변한다. 그러다 보면 본인은 더욱 피폐해지고 남편은 당황스러워 한다. 가족들이나 친지들은 그런 상황을 피하기 위해 점점 더 멀리 가 버린다. 이런 상황은 아내에게도 남편에게도, 안 그래도 버거운데 더 큰 짐을 얹는 격이 된다.


## 병마와 싸우는 아내를 바라보는 남편들의 심리

먼저 암과 싸우는 아내들은 이런 부분에 민감하고 긴장해야 한다. 물론 병마와 싸우기도 벅찬 상황이지만 마음만이라도 잡아주면 남편들의 화이팅에 큰 도움이 된다.

한편 아내들이 알아야 할 사실이 있다. 이때쯤이면 남편들은 예민하고 깨어지기 쉬운 아내를 곁에서 지켜주기는 하나, 무기력한 자신의 모습에 마음은 아주 복잡한 상태이다.

나도 그랬다.

힘들어하는 아내를 위해 남편으로서 해줄 것이 없음에 힘들었다. 무엇인가 두드러지게 해주는 것이 없으니 미안함만 쌓여갔다. 또한 시시각각 변하는 아내를 보며 매사가 조심스러웠다. 무엇을 해야 할지 몰라 망설이다 보면 점점 더 아무것도 못 하는 상태가 되어버린다.

게다가 여유가 없는 남편의 경우라면 상황은 더욱 악화되기 일쑤다. 이때의 여유란 정신적 여유, 경제적 여유, 체력적 여유를 말한다.

　가뜩이나 정신적 여유가 없던 남편이라면 갑작스런 아내의 암 소식은 큰 혼란이다. 이때 아내마저 정신적 여유가 없으면 남편의 방황은 가속화되기 쉽다. 그렇게 남편의 방황이 시작되면 그를 눈치챈 아내는 더 속상해하거나 불만을 토로하게 된다. 그것은 마치 불붙은 곳에 기름을 끼얹는 격이 되어 상황을 더 악화시켜버린다.

　또한 경제적 여유마저 없는 경우 남편은 당혹스럽게 된다. 마치 조그마한 눈덩이가 큰 눈사람이 되듯 모든 것에 쫓기게 되고 예민해진다. 막연히 생각했던 것보다 계속 들어가는 치료비, 생활비, 기타 등등 끊임없는 비용 지출이 부담스럽게 될 즈음 처음 가졌던 마음이 흔들거린다. 몸이 부서지더라도 열심히 벌어 아내의 투병생활을 든든히 지원하겠다던 마음이 할 수 있을까라는 의문으로 조금씩 스러지기 시작한다. 그러다가 해도 해도 끝이 보이지 않는다고 생각되면 한 번에 무너지고 만다.

　삼중고로 닥쳐오는 퍼펙트 스톰(perfect storm)의 경우는 최악이다. 그것은 남편의 체력적 여유가 없을 때이다. 이때쯤이면 피곤이 가중되어 만사가 귀찮아진다. 아무리 마음을 잡으려 해도 쉽지 않다.

안타깝게도 모든 암은 거의 대부분 오랜 기간이 소요되는 병이다. 그러므로 긴 투병 기간은 체력의 고갈을 가속시켜 투병하는 아내도 고갈되지만 곁에서 함께하는 남편도 바닥나게 되어 있다.

그러므로, 평상시에 여유(margin, room, space)를 미리미리 비축하라. 특히 장년을 지나 노년으로 가는 부부들은 상기의 정신적 여유, 경제적 여유, 체력적 여유를 반드시 비축하길 바란다.


## 아내는 암 투병에, 남편은 아내를 지지하는 데 올인하라

평소 아무리 안정되고 평온한 부부라 할지라도 일단 암이 발생하면 걸린 아내나 함께해야 할 남편은 균형이 무너지게 되어 있다. 사실 인간은 누구나 그렇다. 이때에는 시급히 제자리를 찾는 일이 급선무이다.

그러므로 부부는 각자가 확고하게 마음을 다잡고 한 방향으로만 바라보고 나아가야 한다. 아내는 암 투병에 올인하고 남편은 그런 아내를 든든하게 지지해주길…….

말하기도 싫지만 간혹 윤리나 도덕적 의식이 결여된 남편들이 유치한 짓을 벌이는 것도 제법 보아왔다. 특히 의사인 나는 병원에서 오랜 기간 간병하는 보호자끼리 서로를 위로하다가

정도를 벗어나는 경우를 숱하게 보아왔다.

부부 사이에는 아무리 작은 틈이라도 허용하지 말라.

또한 모든 사람은 다 넘어질 수 있으니 혹여라도 그런 사람을 보면 비난하기보다는 자신을 바라보며 더 긴장하길…….

이런 윤리, 도덕적인 것보다 훨씬 더 광범위한 문제는 아내의 내면 깊숙한 곳에 숨어 있던 온갖 종류의 상처(trauma)들이 드러나는 것이다.

상처들은 어려운 때 꼭 찾아오는 반갑지 않은 손님이다. 잠복되었던 그 내면의 상처들은 일단 수면 위로 부상하면 환자인 본인 자신에게 가장 먼저 상처를 입힌다. 반복하여 그 상처에 또 상처를 입힌다.

동시에 상대방인 남편에게도 상처를 입히게 된다. 그러면서 시간과 더불어 반복이 되면 그 상처는 점점 더 깊게 그리고 넓게 확대된다. 이것은 부부간에 동시에 생기는 이상하고도 아주 나쁜 독버섯이다. 이를 방치하면 돌이킬 수 없는 마음의 벽이 생길 뿐 아니라 부부간에 마음의 강을 건너버릴 수 있으므로 정말 주의해야 한다.


처음이어서 더 힘든 1, 2차 항암 치료

수술 후 제 1-2차 항암 치료 기간이 되면 정작 환자인 아내보다 보호자인 남편의 마음이 훨씬 더 복잡하다.

나의 경우는 그랬다. 처음 항암 치료를 시작하는 아내는 당사자이기에 오히려 마음을 단단히 먹는다. 그러나 남편은 넋 놓고 있다가 닥친 일이라 마음이 무너져 있는 상태이다. 수술이라는 태산을 넘고 난 후 겨우 한숨 돌렸다고 생각했는데 이번에는 항암 치료라는 복병을 만나게 된 것이다.

항암에 대한 주변의 숱한 소리들은 남편들을 더욱 심란하게 한다. 중요한 것은 이 시기에 아내도 화이팅이고 남편도 화이팅을 결단해야 하는 것이다. 두 사람이 함께 마음을 다잡으라는 말이다.

향후 항암 치료에 소요되는 전체 기간이 돌발 상황까지 포함한다면 제법 길기 때문에 처음 1-2차 항암 치료에 진을 다 빼면 8차까지 완주하기가 힘들어진다. 게다가 1-2차 항암 치료는 쉽게 넘어간다라고 말하기는 하나 실상 거의 두 달이나 된다.

나도 처음 닥친 일이었기에 모든 것이 낯설고 힘들었다. 게다가 항암제를 맞은 아내의 경우, 주위에서 들은 대로 정확하게 부작용이 나타나 힘들어했다. 자주 몸의 이상 현상을 호소했다. 결국 아무렇지 않게 1-2차 항암 치료 기간을 보내기란 쉽지 않다.

우리 부부의 이야기이다. 처음 유방암 수술 후 아내는 아무렇지도 않은듯 잘 견디어 나갔다. 이미 수술의 상흔과 아픔 따위는 아내의 상대가 아닌 듯했다. 그런 그를 바라보며 나는 놀랐다. 기존에 보고 들었던 정보와는 달라 그저 아내가 대견스럽고 많이 자랑스러웠다.

사실 원래부터 아내는 모든 것을 잘 견디어냈고 매사에 차분했다. 게다가 신앙이 좋았고 기도의 용사라 삶에서 당당함이 늘 배어 있었다. 그럼에도 시간이 갈수록 조금은 힘들어했다.

감사하게도 수술 후의 예후도 좋았다. 우려했던 혈종(hematoma)도 사그라들었다. 조금 길게 시간이 걸리기는 했지만……. 마음도 한결 가벼워 보였다. 원래 아내의 긍정적인 성격도 되찾은 듯했다. 그저 남편인 나는 그런 상황에 감사할 뿐이었다.

잠시 수술 후의 그 상황으로 되돌아가겠다. 수술 후 시간이 흘러 다시 병원을 찾았던 때이다. 집도했던 외과에서 수술 예후를 판정받은 후 혈액종양내과로 전과(transfer)가 되었다. 곧이어 향후 항암 치료의 계획과 함께 주치의와 화이팅을 결단했다.

병원으로부터 많은 정보들을 제공받았다. 그리고 해야 할 것과 하지 말아야 할 것들을 전달받았다. 첫 항암 치료를 위해 다시 검사에 돌입했다. 웬일인지 검사가 이전보다 더 많았다. 그러나 시키는 대로 하면 별 탈이 없게 됨을 익히 알기에 지난날 이미 했던 검사들을 그대로 반복했다.

그렇게 절차를 다 마친 후 항암 치료 날짜를 약속받고는 병원 문을 나섰다. 힐끗 아내를 훔쳐보았다. 가벼워 보여 좋았다. 그런 아내가 한편으론 애잔하게 느껴지기도 했다.


## 암 투병의 천군만마, 자녀들의 도움

내게는 든든한 우군이 있었다. 곁에서 24시간 밀착해 있던 나보다도 더 세심하게 살피던 바로 나의 딸이었다. 양적인 부분에서는 내가 앞섰지만 질적인 부분에서는 딸이 비교할 수도 없이 우위였다.

가만히 보면 딸은 엄마의 친구이기도 했다. 일반적으로 가정에 딸이 있으면 아내는 큰 힘이 된다. 물론 딸 같은 아들도 있지만……. 다시 말하면 자녀들이 마음을 같이하면 암 투병에 천군만마(千軍萬馬, (many) thousands of troops & horses)가 된다는 것을 말하고 싶은 것이다. 굳이 사족을 붙이자면, 아들과 딸들은 유방암과 싸우는 엄마를 좀 더 가깝게 대하라. 한 마디라도 따스한 위로의 말을 하라.

말, 말, 말…… 제발 아끼지 말기를…….

지난 수십 년간 병원외래에서 환자를 진찰하다 보면 아들보다 딸이 보호자로서 늙은 엄마나 아빠를 많이 데리고 오는 것을 보았다. 양으로 비교한다면 아예 비교가 되지 않았다. 물론 아들은 사회생활을 하고 막 시작한 새로운 가정을 책임지느라 바빠서 못 오는 것을 이해는 하지만……. 그래도 딸이 조금 더 낫다는 생각이 들곤 했다. 지금도 동일한 생각이다. 아들들은 속상해하지 말고 좀 더 다가가는 노력을 하라.

아울러 허깅이 중요하다. 자주자주 안아주라. 병원 생활을 오래한 나는 특이한 경험이 제법 있다. 신생아실에서의 일이다. 말 못하는 신생아들을 안아주면 예후가 눈에 띄게 좋아진다. 소위 '캥거루 케어(kangaroo care)'이다. 동일하게 암 투병하는 아내를 자주자주 따스하게 안아주라. 그리고 든든히 지탱해 주라.


## 의사가 아닌 그냥 남편으로 서 있기로 했다

드디어 1차 항암 치료를 받는 날이었다. 아내와 함께 서울로 가는 기차를 탔다. 나란히 앉아서 2시간을 가는데 우리는 서로 말이 없었다. 물론 실내인지라 말을 아낀 것이기도 했으나 딱히 할 말도 없었기 때문이다. 그렇다고 섣불리 어설픈 동정이나 영양가 없는 위로의 말은 더 어색할 것 같았다. 아내는 눈을 감고 있었는데 자는 것 같지는 않았다. 아마도 머리와 마음속으로는 여러 가지 상상을 하고 있었으리라…….

그동안 많은 사람들이 아내에게 위로와 함께 소위 자신의 노하우(knowhow)를 전달했던 터다. 게다가 첫 항암제를 투여할 때의 주의점과 함께 얼마나 많은 정보들을 제공받았을까를 생각하니 나는 입을 열기가 더 힘들었다.

의사로서 해 주고 싶은 말이 있었음에도, 나는 그냥 남편으로서 있기로 작정했다.

약이 독하다느니, 주사를 맞다가 너무 힘들어 중단하였다느니, 구토와 함께 머리가 아프다느니, 주사약이 혈관으로부터 새어 나오면 피부가 괴사된다느니, 첫 항암 주사가 고비라느니, 주사를 맞고 천천히 일어나야 하는데 급히 일어나다가 누구는 뼈가 부러졌다느니…….

그런 소리들이 합종연횡(合從連橫)하여 달려들 때마다 아마 아내는 그것들을 하나씩 정렬하고 있었던 것 같다.

나 또한 마음이 어렵기는 마찬가지였다. 솔직히 말하면 의료인인 나의 머리가 아내보다는 조금 더 복잡했다. 항암약의 종류와 성분을 익히 아는지라 약의 좋은 효과보다는 부작용에 더 마음이 갔다. 어느새 점점 더 최악을 달리고 있었다.

이러면 어쩌지, 저러면 어쩌지, 이것도 저것도 아니라면 그다음 방법은, 아내가 주사를 맞다가 부작용이 생기면 내가 해야 할 응급 처치는, 아내에게 무엇이라 말해주어야 할까, 주사맞는 몇 시간 동안 나는 무엇을 해야하나 등등.

어느덧 시간이 흘러 서울에 도착했다. 마중 나온 딸과 함께 병원으로 이동했다. 지난밤부터 금식을 했던 터라 내색은 하지 않았으나 힘이 없어 보였다.

드디어 오전 검사를 마쳤다. 외래 진료가 오후에 잡혀 있어 아내와 '아점(brunch)'을 했다. 양은 적었으나 맛나게 먹는 아내의 모습이 그렇게나 좋았다.

오후에 혈액종양내과에서 진료를 했는데 이제부터 항암 치료 끝까지 만나게 될 주치의를 보게 되었다. 감사하게도 자상한 주치의를 만나게 되었다.

그러고 보면 우리의 인생 가운데 '만남'이란 정말 중요하다. 만남은 운명을 바꾸게도 한다.

사족을 붙이고자 한다. 만남에는 크게 두 종류의 만남이 있다. 수직적인 만남과 수평적인 만남이다. 수직적인 만남은 대신관계(對神關係)를 말하는데 길이요, 진리요, 생명이신 예수를 만나는 것이다. 수평적인 만남은 대인관계(對人關係)로 4부류를 잘 만나야 한다.

가장 중요한 것은 준비되고 훈련된 배우자와의 만남이다. 둘째는 목숨과 바꾸어도 아깝지 않은 친구와의 만남이다. 셋째는 멘토와의 만남이다. 마지막 넷째는 자신의 희로애락을 함께 공유할 수 있는 작은 공동체와의 만남이 중요하다. 아무튼 네 번째의 만남, 귀한 주치의를 만나게 된 것이다.

항암 주사를 맞는 곳은 외래에서 멀리 떨어져 있어 다시 이동해야 했다. 가만히 보면 대형병원은 도대체 보호자가 없으면 모든 게 힘든 시스템이다. 결국 암환자가 발생하면 보호자까지 최소 2명이 묶이게 되고 만다.

항암 주사를 맞는 곳에 갔더니 인산인해(人山人海, hordes of people)를 이루고 있어 깜짝 놀랐다. 그곳은 항암 주사를 맞는 사람으로 가득 차 있었고 이미 대기하고 있는 사람만도 엄청 많았다. 번호표를 뽑아 대기했는데 접수에 물어보니 줄잡아 2-3시간을 기다려야 한다고 했다.

항암 주사를 맞기 위해 기다리는 데만 2-3시간, 주사를 맞는 시간도 2-3시간…….

아, 대한민국은 암환자 천지로구나…….

저녁 늦게서야 1차 항암 치료를 마칠 수 있었다. 늦었지만 무리를 해서라도 울산으로 내려오려다가 서울에 하루를 묵기로 했다. 그날 밤은 아내의 표정과 눈치를 살피느라 시간 가는 줄 몰랐다. 감사하게도 아내는 1차 항암 치료 전후의 차이를 크게 보이지 않았다.


뭉텅이로 빠져나가기 시작한 아내의 머리카락

그다음 날 우리 부부는 천천히 기차로 내려왔다. 아내의 손을 꼭 잡았다. 이심전심(以心傳心)으로 감사의 마음을 전했다. 이때 말로 표현했더라면 훨씬 더 좋았을 텐데…….

이틀이 지나고 사흘이 되자 약간 지친다고 했다. 문제는 눈에 띄게 머리카락이 뭉텅이로 한 줌씩 빠져나가는 것이었다. 아내는 큰아들을 불러 머리카락을 아예 밀어버렸다. 그러나 나는 그 모습을 보지 못했다. 그 후로도 나는 몇 달 동안 아내의 민머리를 한 번도 보지 못했다. 아내가 내게만큼은 그 모습은 보여주려고 하지 않았다. 나 역시 그런 아내를 존중하며 애써 보려고 하지 않았다.

1차 항암 치료의 첫 주 때에는 조금 힘들어하고 피곤해했다. 속은 메스껍고 간혹 토하기도 했다. 어지럽다고도 했다. 그러나 마음의 동요는 크게 보이지 않았다. 아내는 생각보다 어렵지 않다고 했다. 2주가 되자 조금 더 살아났다. 3주에 들어가자 컨디션이 거의 회복되었다고 했다. 그저 감사할 뿐이었다.


2차 항암 치료가 시작되다

1차 항암 치료 후 3주가 지나자 어느덧 2차 항암 치료를 받으러 갈 날이 되었다. 역시 전날 밤부터 금식이었고, 아침에는 검사를 하였으며, 검사 후에는 지난번과 마찬가지로 늦은 아점(brunch)을 했다. 그리고는 오후 외래 진료를 한 후에는 동일하게 항암 주사를 맞기 위해 예의 주사실로 이동했다. 여전히 인산인해였다. 몇 시간에 걸쳐 주사를 맞은 후 이번에는 곧장 집으로 내려가기 위해 기차역으로 갔다. 지난번과 달라진 것이 있다면 이번에는 내가 아내에게 말로 표현한 것이었다.

'당신은 정말 귀하다. 참으로 잘 견디고 있다. 그런 당신이 무척 자랑스럽다. 당신과 함께는 하지만 대신해 줄 수 없기에 안타깝다. 힘든 과정을 홀로 다 견디어내야 하는 당신을 보니 마음이 속상하다. 당신을 사랑하고 또 사랑한다 등등……'

사실 이보다 훨씬 더 많은 말들을 주저리주저리 했는데 영 기억이 나지 않는다.

2차 항암 치료 후 첫 일주일간은 1차 때보다 조금 더 힘들어했다. 그러나 다시 2주가 되자 1차와 마찬가지로 약간 살아났다. 3주가 되니 지난번과 마찬가지로 거의 회복되었다. 그래서 이때부터 조심스럽게 산책을 나갔다. 나지막한 산에도 손을 잡고 천천히 올라갔다.

돌이켜 보니 아내는 1-2차 항암 치료의 6주간을 정말 잘 견디어준 것이다. 그렇게 첫 출발은 아주 좋았다.

첫 시작이 아주 중요함을 잊지 말라.

처음에 마음을 놓아버리면 긴긴 시간 동안 계속 그렇게 마음을 놓치게 된다. 마음을 놓치게 되면 영영 마음을 놓게 될 수도 있다. 반면에 처음에 마음을 다잡으면 과정을 지나는 동안 힘들기는 해도 훨씬 잘 이겨나갈 수 있다.

그렇게 두 달이 훌쩍 지나갔다.

이 땅 위에 유방암을 겪는 모든 아내들이여!

당신들은 정말 장하다. 당신들로 인해 나라도 민족도 유지된다. 아니 당신들의 버팀 때문에 가장 소중하고 귀한 가정이 유지된 것이다. 아무리 생각해도 당신들이 자랑스럽다. 힘들고 어려운 항암 치료 과정이라도 잘 견딜 수 있기를.

우리 부부 또한 이제 막 시작되었으니 지금까지 살아온 것처럼 그런 뚝심으로 앞으로도 잘 견디어 나갈 것이다.

이 땅 위에 아내를 간병하는 모든 남편들이여,

돌발 상황을 맞아 나처럼 힘들고 당황스러운 마음이 가득하리라 생각된다. 아내에게 아무것도 해주지 못해 자주자주 남편으로서의 무기력감을 느낄 것이다. 그에 더하여 적응이 안 되어 무척 어려울 것이다. 그러나 힘듦을 드러내지 말고 그대로 돌진하라. 힘들어도 그냥 나아가라. 더 자주 웃으라. 남편의 멋짐은 우직함이다.

자, 이제 시작이다. 첫 스타트와 함께 힘껏 박차고 나아가자. 그런 여러분을 위해 나는 육신의 장막을 벗는 그날까지 중보의 자리에 있으려고 한다.

# 주변 환경을 정리하라

이 꼭지에서는 1-2차 항암 치료를 통해 암 투병하는 가운데 부부의 마음을 제외한 다른 변수들에 관한 이야기를 나누고자 한다.

전혀 예상 밖에 찾아온 병으로 인해 아내가 암 투병에 들어가게 되면 아내에게도 남편에게도 엄청난 변화가 찾아온다. 심지어는 온 가족들에게까지 변화가 생긴다. 온 가족들의 신경은 알게 모르게 아내에게 집중된다. 그야말로 일상의 모든 것이 바뀌게 된다.

아내의 경우 가장 먼저는 본인이 하던 모든 일들이 정지되어 버린다. 그런 격변은 사람을 한동안 망연자실(茫然自失, abstraction, stupefaction, entrancement)하게 만든다. '아내가 중요한 것은 사실이나 얼마나 많은 일들에 관여되어 있겠냐'라고 치부할 수도 있지만 막상 아내가 손을 놓으면 되는 일이 거의 없다. 아내가 하던 일은 본인과 긴밀하고 광범위하게 연관되어 있다. 그러므로 아내는 그동안 관여했던 외부의 얽히고설킨 문제들을 하나씩 정리해야 할 뿐 아니라 본인의 내면도 단단하게 정립해야 한다.


## 암 투병 하는 동안 가장 먼저 정리할 일

먼저는 안에서 밖으로의 정리이다. 가정의 일에서, 그다음은 직장이나 자신의 사회적 위치에서 주어진 역할로부터 하나씩 정리하면서 손을 떼야 한다. 아직은 투병의 초기인지라 이런 상황에 낯설어할 것이다. 몇 가지는 그만두지만 저것만큼은 괜찮을 듯한데라며 차마 손을 놓지 못하게 하는 것들도 나타난다. 하루에도 몇 번씩이나 마음이 바뀌곤 할 것이다. 특히 나는 그런 아내를 보며 짠한 마음이 자주 들었다.

일단 그만두기로 마음먹었다 하더라도 하나씩 정리해 나가는 과정도 만만치 않다. 인수인계해야 할 것이 제법 많기 때문이다.

아내는 하나씩 놓을 때마다 마치 자신의 신체 일부가 떨어져 나가는 것처럼 당황스럽고 낯설어했다. 그래서 자꾸만 투병하면서도 둘 다 할 수 있지 않을까라고 타협하면서 머뭇거렸다.

사실 한 개인이 자신의 하던 일로부터 멀어지는 것은 상당히 부담스럽고 외롭다. 최악의 경우 이런 일이 대명천지(大明天地)에 나에게만 닥쳤다는 생각에 속상해하다가 처절하게 현실 인식이 될 즈음에는 우울에 젖어들기도 한다.

이 부분에 가족들의 응원이 필요하고 특히 남편의 함께함과 격려, 그리고 든든한 지원이 중요하다.

아니 절대로 이 단계까지 가게 해서는 안 된다. 왜냐하면 나중에 암 투병에서 이겼다 하더라도 외롭고 우울했던 마음의 병은 고스란히 흔적(scar)으로 남기 때문이다.

암 투병의 과정은 제법 길고 매 순간 생각지도 않았던 상황이 찾아오기에 힘든 것이 사실이다. 그러나 그 또한 지나간다. 반드시 지나간다. 그러므로 그날은 그날 하루만 참고 그다음 날인 내일은 그다음 날에 참으라. 그렇게 함으로 하나씩 하루씩 이겨 나가라. 그러다 보면 어느덧 힘들고 괴로운 시간은 정직하게 흘러가 버린다.

아내들이여, 주변 정리에 마음을 단단히 먹고 눈 딱 감고 손 놓아버리라. 그럴수록 적응이 빨라질 것이다. 오히려 암 투병하는 아내보다 곁에서 병 간호해야 할 남편이 나가떨어지는 경우가 훨씬 잦고 많다.

현실 속에서 진짜 아프고 육체적으로 힘든 것은 아내들이지만 남편 또한 현실 아닌 그들이 만든 이상한 공간 안에서 당황함으로 상당히 괴롭다.

유방암,

소위 아내는 힘들고 남편은 두렵다.

아내는 아프고 남편은 당황스럽다.

비단 가사 일에만 매달렸던 아내일지라도 상상도 못할 만큼 아내의 역할들은 많다. 이는 아내가 손을 놓게 되면 금방 알게 된다.


## 아내의 자리는 생각보다 컸다

나의 경우 아내가 밖에서도 일을 하였기에 집안일은 그다지 많지 않을 것으로 예상했다. 그러나 막상 아내가 손을 놓자 도대체 아내의 손이 안 가는 일은 거의 없었다.

처음 아내가 암 투병에 전력 질주하자 나는 정말 불편했다. 나의 상상을 훨씬 뛰어넘었기 때문이다. 어디서부터 해야 할지, 무엇을 어떻게 해야 할지도 몰랐다. 도와주시는 분이 계셨음에도 불구하고 내가 해야 할 일도 많았다.

나는 헤매고 또 헤맸다. 종국적으로 아무것도 안 하고 그냥 매일을 똑같이 지내기로 타협하고 말았다.

밥도 반찬도 할 줄 모르니 아침은 간단하게 선식과 과일을, 오후 3시에 먹는 한 끼는 병원에서 해결했다. 진료하는 것, 글 쓰는 것, 자고 일어나는 것 외에는 일체 다른 것에 눈을 돌리지 않았다.

　나의 경우는 그래도 주변에서 많은 도움을 주는 편이었다. 아마 모르기는 해도 다른 남편들은 나보다 몇 배나 더 힘들 것 같다. 아무튼 나는 아내의 중요성과 필요성에 대해 두말하지 않는다.

　전업주부로서 가정을 지켰던 아내들이 손을 놓게 되면 가정의 모든 자질구레한 일들은 하나씩 쌓여 금방 태산이 된다. 처음에는 남편으로서 어떻게 해 보려고 하지만 이내 곧 지치게 된다. 적어도 나는 그랬다. 도와주는 분이 계셨음에도……

　가정을 꾸려 나가고 가족을 살피는 등 아내의 역할은 큰일에서 자질구레한 일들까지 정말 많았다. 가만히 보면 아내의 손길이 안 가는 곳은 거의 없는 듯했다. 대부분은 아내의 손길이 가야 일이 비로소 완성되는 것들이었다.

　그동안 주로 바깥일에 매진했던 남편들이 아내의 뒤치다꺼리를 하는 일은 생소하고 당황스러운 일이다. 떨어져 가는 치약을 보며 하나 사야겠다고 마음먹는 순간 그다음 일이 다가온다. 치약의 종류가 워낙 많다 보니 어떤 치약을 사야 하는지, 적정한 크기의 치약은, 또 그것을 몇 개나 사야 하는지 등등……. 비누, 샴푸나 린스, 칫솔, 수건, 휴지 등등……. 끝이 없다.

　그저 한숨만 나올 뿐이다. 나의 경험담이다.

## 집안일은 모르는 것 투성이였다

간혹 내가 꼭 해야 하는 빨래는 더 힘들었다. 세탁기에 돌리기도 애매하여 그냥 했는데 생각보다 쉽지 않았다. 막상 시작해보니 생각지도 않던 많은 암초들이 곳곳에 도사리고 있음을 알게 되었다. 자주자주 한숨만 나왔다.

어떤 세제를 쓸 것인지, 얼마큼 넣어야 하는지, 어디에서 말리고 어떻게 정리하여 어디에 보관해야 하는지 등등……. 모든 것이 장벽이었다.

매일 다가오는 식사와 설거지도 힘들었다. 설거지는 그렇다 치더라도 밥하는 일은 너무 어려웠다. 그렇다고 매번 시켜서 먹을 수도 없는 노릇이었다. 쓰레기 분리 수거도 만만치 않았다. 식재료를 구하는 것도 그렇고 어떤 종류로 사야 할지도 쉽지 않았다. 음식을 먹고 남은 것은 어디에 얼마 동안 보관 가능한지도 몰랐다.

평범한 남편의 경우 아내도 챙겨야 하고 본인도 먹어야 한다. 돌보아야 할 어린 가족이 있다면 최악이다. 직장 생활까지 해야 한다면 가랑이가 찢어질 수도 있다.

나는 그 정도가 아니어서 끝까지 완주했다. 그래서 나보다 더 험한 환경에서 암과 싸워야 하는 남편들과 아내들에게 큰 격려의 박수를 보내고 싶다.

청소의 경우는 거의 남편 차지이다. 대충 대걸레로 닦다보면 영 마음에 들지 않지만 그냥 만족하는 것이 좋다. 경험자인 나의 판단이다. 쓸고 닦고 아무리 치워도 여전히 치울 것이 남아 있기 때문이다. 그냥 약간은 親(친) 자연적으로 살라.

이때쯤이면 지난날 집구석이 어지럽고 먼지가 쌓였다는 등 불평했던 자신이 후회스럽기 시작할 것이다. 아무리 철저하게 치우더라도 돌아서서 다시 보면 구석구석에 숨은 먼지가 쌓여 있고 어느 구석에서는 먼지로 도배된 양말이나 속옷이 가끔 나오기도 한다. 이럴 때면 혈압이 급상승한다.

하루가 멀다 하고 날아오는 고지서들은 왕 짜증과 함께 또 어떻게 어디에 가서 처리해야 하는지 마음이 무지 어렵다. 간혹 열 받게 하는 것 중 하나가 교통 위반 딱지이다. 이럴 때면 분노가 올라와 어지럽기까지 하다.

집에서도 할 일이 태산 같고 직장에서도 할 일이 태산 같으니……. 처음에는 묵묵히 버텨 보지만 시간이 흐를수록 점점 더 지쳐가는 자신을 보게 될 것이다. 일일이 다 열거하기 어렵다. 너무 많고 복잡하기 때문이다.


그동안 아내는 이렇게 많은 일들을 해왔구나

그동안 아내는 그렇게나 많은 일들을 말없이 장엄하게 감당했던 것이다. 나를 포함한 대부분의 남편들은 아내의 역할을 은연중에 '적다 혹은 가볍다'고 생각하는 경향이 있다. 가족들이나 아이들도 그렇게 치부하기도 한다. 그러나 가만히 보면 아내들이야말로 진정한 영웅이다. 비로소 깨달을 즈음에는 아내가 모든 것에서 손을 놓아야만 하는 상황이 되어버린다.

아내가 혹시라도 직장을 가졌었다면 그것은 설상가상(雪上加霜, misfortune on top of misfortune)이다. 사회인으로서의 아내는 경쟁 사회 속에서 그대로 퇴출되거나 거의 도태된다. '경단녀'가 되어버린 것도 힘든데 다시 그 직장으로 되돌아 갈 수 없을 것 같은 불안감은 심적 혼란을 가중시킨다.

우리 부부 역시 1-2차 항암 치료의 2개월 동안 많은 일들을 겪었다. 연예기획사 대표이자 병원 이사장이었던 아내는 모든 것에서 일절 손을 뗐다. 청년들을 키우며 그들을 멘토링하던 세세한 모든 일도 전면 중단했다. 청년 멘티 부부들의 가정을 관리하고 그들을 지속적으로 격려하며 상담하며 함께했던 일들의 90% 이상을 줄였다.

우리 부부는 소소한 모든 일들을 함께하며 아내의 투병에만 집중했다. 주변 환경을 공격(정리)하는 일에는 거의 한마음으로 하나가 되어 움직였다.

## 싸워야 할 상대가 하나면 싸우기가 훨씬 수월하다

그런 우리 부부는 주변 환경을 공격하는 일에 성공했다. 얼마 지나자 모든 것이 조용해졌고 잠잠해졌다. 그 어떤 모임도 단절했기 때문이다. 아내의 동의 없이는 그 어떤 일도 아무리 소소한 일이라도 계획하지 않았다. 그렇게 함으로 아내 곁에서 떠나지 않을 수 있었다.

우리 부부에게는 점점 더 시간적 여유가 주어졌다. 마음의 여유도 늘어갔다. 체력을 유지하기 위해 아내와 함께 가까운 산야(山野)를 걷고 또 걸었다. 주중에는 진료 때문에 병원으로 출근했지만 주말이면 어김없이 손을 잡고 산으로, 강으로, 바다로 갔다. 울산의 좋은 점이 바로 이 세 가지가 한꺼번에 다 있다는 것이다.

울산에는 태화강이 있다. 동해 바다가 있다. 곳곳에 산과 계곡이 있다. 주전과 정자 바다는 조용한 어촌마을이지만 그래도 아름다운 카페나 쉬고 먹을 수 있는 공간들이 있다. 울산 대공원의 산속 길은 조용하고 공기 좋고 그리 험하지 않아 우리 부부에게는 아주 그만이었다.

특별히 밀양의 호박소를 좋아하는 우리 부부는 자주 그곳에도 갔다. 시원한 계곡물도 좋고 조용한 산길도 좋았다. 무엇보다도 맑은 공기는 더욱 좋았다. 이곳은 울산에서 약간 거리가 멀었기에 간혹 근처의 달천공원에 가기도 했다.

도시락을 싸서 걷다가 힘들면 계곡에 가서 함께 식사를 하곤 했다. 여름에는 시원한 골바람으로 좋았고 겨울에는 약간 추웠으나 따끈한 물이 도움을 주었고 가을에는 완전 짱이었다.

1차와 2차 항암 치료를 받았던 두 달은 어찌 보면 눈 깜짝할 사이에 지나갔다. 특히 정신이 없던 남편인 나는 더욱 그랬다. 빨리 지나갔다고 이야기하는 것은 최전방에서 암 투병하는 아내에게는 약간 폭력적일 수도 있겠다.

그러나 모든 것을 다 멈추고 오직 한 가지 일에 몰두하다 보면 시간은 빨리 지나간다. 게다가 싸워야 할 상대가 하나이기에 그것에만 집중하면 생각보다는 싸우기가 수월하다는 것을 말하고 싶은 것이다.

이 땅위의 유방암을 겪는 모든 아내들이여!

당신들이기에 그 암을 상대해 나가는 것이다. 당신들은 적어도 암들에게는 무시무시한 전사로 각인되어 있다.

아내들은 정말 소중하다. 나는 암 투병을 하는 아내를 보며 확신을 했다. 아내들로 인해 남편이 겨우 버티는 것이다. 당신들의 화이팅이 남편의 화이팅을 견인하고 있음을 기억하라. 처절하게 피 말리며 싸우는 그 싸움을 지금처럼 그렇게 뚝심으로 잘 견디어 나가길 기도하며 소망한다. 다시 화이팅이다.

이 땅위의 간병하는 모든 남편들이여!

갑작스러운 일을 당한 후 당신들에게 다가온 환경은 많이 낯설 것이다. 너무도 많이 변화된 상황과 환경에 적응하느라 힘들 것이다. 모든 것이 급작스럽게 동시에 원치 않게 제한됨으로 답답할 것이다. 가끔씩은 끝이 보이지 않아 지치고 힘들어 손을 놓고 싶을 때도 있을 것이다.

그러나 당신들은 가장이다. 나처럼 당신들은 자랑스러운 남편들이다. 어차피 가장은 가정을 위해 썩어져가는 밀알이 되어야 한다. 내가 죽어서 썩지 않으면 새로운 생명이 움트지 못한다. 그러므로 좌고우면(左顧右眄, looking to left and right)하지 말고 그대로 돌진하자.

일희일비(一喜一悲, alternation of joy and grief)하지 말라. 힘들다고 얼굴에 표시하고 다니지 말라. 남편의 자랑은 뚝심과 강력한 우직함이다.

자, 또다시 시작이다. 첫발자국을 힘껏 내디뎌보자. 나도 당신과 똑같은 그 길을 걸었다. 그리고 지금 이 자리에 서 있다.

# 앞서 행하라 함께하라
# 든든하게 지원하라

이 꼭지에서는 아내와 나의 소소한 생활과 함께 특히 마음에 생겨났던 일들에 특히 집중하여 기술하려고 한다.

1-2차 항암 치료 시기 동안에 우리 부부의 마음에는 혼란과 다짐의 반복이 있었고 넘어짐과 일어섬의 반복도 있었다.

변화된 생활 가운데 일어난 마음의 일들은 다음과 같다.

유방암과 장렬하게 싸우는 아내 곁에서 남편의 역할은 아주 중요하다. 때로는 미리 알아서 앞서가야 한다. 아내는 현실에서 홀로 암세포와 싸우고 있다. 그러므로 남편은 늘 아내와 몸과 마음을 함께해야 하며 뒤에서는 묵묵히 지원하는 것이 아주 중요하다. 이는 암과 싸워야 하는 아내의 예후에 큰 영향을 미친다.

그러므로 남편은 그런 아내를 위해 마치 감독인 양 최선을 다

해야 한다. 스포츠 게임에 임할 운동선수를 평상시에 잘 훈련하고 관리하고 출전시켜 승리를 얻는 것처럼…….

## 아내의 필요를 미리 알고 앞서가는 남편이 되라

'앞서가라'는 말은 항암 치료의 전 기간 동안 아내의 형편과 처지를 세밀하게 살펴 미리미리 선점하라는 것이다. 뭔가 자질구레한 부탁일지라도 아내의 말을 꼬박꼬박 들어주는 자세도 귀하다. 그러나 아내가 말하기 전에 무엇이 필요한지, 무엇을 원하는지, 그 시점에서 해야 할 일이 무엇인지를 먼저 선점하고 앞서가는 것은 더욱 귀하다.

말없이 묵묵히 행하는 그런 남편의 모습은 투병하는 아내를 감동시킨다. 그런 아내는 심리적 안정과 더불어 병마와 싸워 이기겠다는 강한 다짐을 하게 된다.

상기 언급은 정직하게 말하면 나의 얘기는 아니다. 나도 그러려고 애썼다. 그러나 나 스스로가 만족하지 못했기에 '그러면 좋겠다'는 나의 바람이고 아쉬움이다.

사실 나도 남편으로서 열심히 한다고는 했다. 그러나 아내의 눈에는 거의 성에 차지 않았을 것 같다. 그럼에도 불구하고 아내의 만족 여부를 떠나 서툰 남편의 앞서 행하려는 그 몸부림 조차도 흐뭇했을 것이라 생각된다.

첫 항암 치료가 시작되었던 기간에는 남편으로서 모든 것이 서툴렀다. 적어도 나는 그랬다. 나처럼, 아내가 힘들어하는 모습에 대부분의 남편들은 당황하여 무엇을 어떻게 해야 할지를 모를 것이다. 머릿속은 하얗기만 했다.

아내 편에서는 기력이 없으니 이것저것을 잘 시키지도 않았다. 아내는 갑작스러운 항암 치료의 무거움에 짓눌려 거의 누워 있거나 소파에 푹 기대어 있었다. 그런 아내가 볼수록 애처로웠다.

식사 때가 되어도 먹으려 하지 않았고 목마를 법도 한데 물도 찾지 않았다. 정말 가끔씩은 저렇게 죽는가라는 생각이 들기도 했다.

주중에는 아내와 함께 있을 절대적인 시간이 적어 마음 아팠고, 주말이 다가오면 24시간 함께 있으니 두려웠다. 주중에 직장에 가야 하니 집을 떠나기는 하나 집을 나설 때면 저 사람이 잘 견딜까라는 생각이 꼬리를 물었다. 때마다 무엇을 하고 있을까라는 생각이 자주 들었다.

아내에게 자주 전화를 했으나 겨우 한 번 정도 전화를 받곤 했다. 아마 전화받는 것도 힘들거나 아니면 자고 있을 듯했다. 그렇기에 자주 전화를 하자니 받는 아내의 몸이 힘들 것 같고, 전화를 뜸하게 하자니 아내의 마음이 외로워질 것 같았다. 종국적으로 첫 항암 치료 기간에는 전화조차도 어떻게 해야 할지

망설여야만 했다. 나는 지금도 그렇지만 앞으로도 항암 투병하는 모든 부부들을 위한 기도는 빼지 않으려 한다. 그들의 마음이 너무나 잘 읽히기 때문이다. 동병상련(同病相憐)의 마음이다.

처음 하는 항암 치료인지라 모든 것이 생소했다. 우리 부부에게 이런 일이 일어나리라고는 전혀 생각치도 못했던 일이었다.


## 암환자에게 꽃을?

1차 항암 치료의 첫 주에는 그저 시간이 빨리 흘러가기만을 기다렸다. 그때 아내는 기력이 없어 힘들었고, 나는 어쩔 줄 몰라 힘들었다. 내게 다가왔던 육체적 힘듦도 만만치 않게 어려웠지만 마음의 힘듦은 더 괴로웠다.

이때 친구가 나의 눈치를 살피며 팁(tip)을 주었다. 의학적으로 상관관계는 모호하지만 꽃을 정기적으로 사주라고 했다. 사실인즉 생화가 암환자에게 조금은 위험할 수도 있다. 그렇기에 면역력이 떨어진 암 병동이나 염증 병동에는 생화가 금지다.

그러나 나는 그 친구의 말에 따랐다. 이틀이 멀다 하고 열심히 화사한 꽃을 사서 아내에게 주었다. 다행히도 아내는 꽃을 아주 좋아했다. 힘이 없던 아내는 꽃을 볼 때마다 눈빛 이 살아났다. 나는 그 순간을 놓치지 않았다.

항암 치료 2주 차에는 1주 차보다 확실히 아내가 살아났다. 조금은 더 움직였고 얼굴 표정이 달라졌다. 나는 속으로 안도의 숨을 쉬었으나 밖으로 드러내지는 않았다. 여전히 꽃은 3일에 한 번씩 사 갔다.

'암환자에게 꽃을?'

이 부분에 있어 의사인 나는 병원을 찾는 환자와 보호자에게 자신 있게 권하고 있다. 앞으로도 그럴 것이다.

모든 것을 판단함에 있어 의학적 사고나 과학적 관점을 견지할 때 균형을 두어야 할 것 같다. 더 나아가 사람의 감정을 의학적 예리함으로 재단하지 말 것을 권한다. 나는 이를 '사실에 대한 가치와 우선순위의 우월성'이라고 칭했다.


남편으로서 해줄 일이 생기니 행복했다

아내는 기력이 생기기 시작하자 이런저런 것들을 조금씩 주문했다. 너무 좋았다. 이제는 남편으로서 분명하게 할 일이 생긴 것이다. 뭔가를 해 달라고 부탁받는 일이 이렇게 좋을 줄 몰랐다.

소중한 남편들이여, 간단한 이것을 알라. 아내가 이래라저래라 하는 것이 훨씬 쉽고 마음 편하다는 것을…….

이 책을 읽는 독자들은 아내가 부탁을 할 때 그냥 웃으며 해

주길 바란다. 물론 몸은 약간 힘들고 괴로울 수 있다. 그러나 그렇게 행한 후에는 당신들의 마음에 기쁨이 가득하게 될 것이다.

1차 항암 치료의 3주 때에는 아내가 더 많이 살아났다. 아내는 지난 2주 동안 살뜰히 보살펴주어 고맙다고 했다. 나는 왠지 코끝이 따가워졌고 나도 모르게 눈물이 핑 돌았다.

그렇게 1-2차 항암 치료는 거의 비슷하게 반복된 생활을 했고 서툴게나마 대과 없이 마칠 수 있었다.

1차 항암 치료를 마친 후 2차 항암 치료를 했을 때로 다시 돌아가겠다. 2차 항암 치료의 첫 1주에는 이미 학습 효과가 있어 훨씬 수월했다. 아내가 힘들 때에는 이것저것을 묻지 않고 내가 할 수 있는 최선을 다해 앞서 행하며 나아갔다.

여전히 꽃은 잊지 않았다. 그렇게 2주가 지나고 3주를 맞으며 비로소 적응된 나를 보았고 안도의 한숨을 누릴 수 있게도 되었다.

아내가 약간은 힘들어했지만 그래도 산책을 권유했다. 차를 타고 조금 멀리까지 이동하는 것은 힘들다고 했다. 그래서 가까운 낮은 산을 택했다. 지자체 덕분에 공원과 나지막한 산, 호수 등이 지천에 있는 것에 새삼 감사했다.

우리 부부 사이에 이렇게 할 말이 많을 줄이야

　우리 부부는 손을 잡고 천천히 느릿느릿 기다시피 걸었다. 이런저런 이야기를 했다. '아무 말'이나 다 했다. 주변에 있는 나무들을 보았고, 상록수 잎의 풍성함, 생명력도 보았다. 길가 바닥에 있는 말라 죽은 것 같은 풀을 보았고 그 사이사이에서 보일 듯 말 듯한 푸른 새싹도 보았다.

　그 하잘것 없는 생명에 환호를 보냈다. 아낌없이 큰 박수를 보냈다. 나는 더욱 그랬다. 기실 아내를 향한 응원이었다. 무슨 이유에서인지는 모르겠으나 주변에 걷고 있는 많은 사람들도 자주 보게 되었다. 아이들에서부터 노년에 이르기까지. 이상하게 그들로부터 삶의 활력이 주어지는 듯 여겨졌다. 전혀 모르는 사람들인데 …….

　우리는 걸으며 한국의 경제 이야기를 했다. 힘들고 어려운 사람들이 점점 더 많아져서 걱정이라고 아내는 진심으로 이야기했다. 내심 놀랐다.

　한참을 걷는데 저 멀리서 어르신이 폐지를 정돈하고 있는 것이 보였다. 우리가 걸어가는 방향에 있었다. 그 곁을 지나쳤는데 아내는 다시 돌아서서 그분에게로 되돌아갔다. 그리고는 5만원 지폐를 쥐어주면서 '따뜻한 밥이라도 한 그릇 사 드시라'고 했다. 그런 아내의 모습에 노인은 멈칫했다.

한국사회의 변화 속도에 관해서도 이야기를 했다. 우리 부부는 누가 뭐랄 것도 없이 자연스럽게 어릴 적 이야기를 했다. 우리는 둘 다 같은 부산에서 자랐다. 그러다 보니 접점이 많았다. 이런저런 얘기 속에 시간은 자꾸 흘러갔다.

우리 어릴 적에는…… 우리 때는 그랬는데…….

그 동네는 어떻게 변했을까? 그 친구는 지금쯤 어디에서 무엇을 할까? 특별히 어릴 적부터 교회 안에서 자랐던 나는 그런 궁금증이 더 많았다.

그러다가 정치 이야기, 종교 이야기, 사회 문화와 언론 이야기, 직장과 노동 문제, 종국적으로 교육 이야기 등등 끝이 없었다. 우리 부부 사이에 이렇게 할 말이 많을 줄이야. 특히 교육 이야기는 벤치에 앉아 쉴 겸 말을 이어갔다. 대화하는 중에는 몰랐는데 아내가 많이 지쳤던 듯하다. 우리 부부에게는 막 고 1이 된 늦둥이가 있어 더 깊이 더 넓게 이야기가 확대되어 갔다.

벤치에 앉으니 걸을 때 몰랐던 추위가 느껴졌다. 바람도 제법 불어왔다. 나는 아내가 혹시라도 열이 날까 봐 신경이 쓰였다.

왜냐하면 항암 치료 동안에 고열은 가장 조심해야 할 부분이기 때문이다.

아무튼 조금 추웠으나 우리는 그다지 상관하지 않았다. 오고 가는 많은 사람들을 한 사람씩 쳐다보았다. 삼라만상(森羅萬象)의 표정들을 보았다. 애완견을 데리고 가는 사람들도 의외로 많았다. 아내와 한참 동안이나 품평회를 하다가 우리는 집으로 발걸음을 돌렸다.

1-2차 항암 치료 중 가장 중요한 꼭지 중 하나가 '앞서 행하라 함께하라 든든하게 지원하라'이다. 사실 의사인 나조차도 돌발 상황 속에 처음으로 겪었던 치료인지라 무엇을 앞서 행하여야 할지, 어떻게 함께해야 하는지, 어떻게 하는 것이 든든하게 지원하는 것인지 등등 모든 것이 낯설었다. 하나하나를 결정할 때마다 머뭇거려야 했고 난감할 때가 한두 번이 아니었다.

이럴 때 앞서 경험한 부부가 어떻게 그 기간을 지냈는지를 살펴보면 엄청 큰 도움이 된다. 나는 특별히 두 권의 책[****]에서 도움을 많이 받았다.

유방암환자 남편을 향한 지침

2007년 한국유방암학회에서 발표한 「행복한 유방암환자 부부를 위한 지침서에서도 팁(tip)을 얻었는데 첨삭(添削)을 통해 나의 언어로 표현하고자 한다.

뜻하지 않게 겪게 된 유방암의 경우 아내는 아내대로 힘들고 남편은 남편대로 당황스럽게 된다. 그러므로 나는 유방암의 경

---

**** 유방암 명의의 유방암 희망 프로젝트(김성원지음, 동아일보사, 2019)와 유방암 굿바이(박경희, 이수현지음, 봄이다 프로젝트, 2019)

우는 부부의 병(couple's disease)이라고 생각하고 있다. 그렇기에 함께 암 투병에 임하게 되면 시너지가 생겨 예후도 좋아지지만 만만치 않은 그 과정도 비교적 평온하게 잘 넘길 수 있다.

먼저 학회가 추천하는 부부가 함께하는 희망 수칙 중 남편을 향한 지침을 보자.

가장 먼저는 유방암에 걸린 아내의 이야기를 묵묵히 그리고 끝까지 잘 들어주는 것이 중요하다. 일반적으로는 병에 걸린 아내를 위로한답시고 자칫하면 남편들은 말이 많아질 수가 있다. 물론 말없던 남편이 그렇게 말하는 것은 엄청나게 노력한 결과이기는 하지만. 그러나 꼭 그럴 필요가 없다. 말하는 것보다는 듣는 것이 더욱 중요하다.

그냥 잘 들어주고 든든하게 지지해주라. 아내가 힘들어 할 때마다 손을 잡아주고 말없이 토닥거려 주는 것도 큰 힘이 된다.

곁들여 격려해주고 위로해주며 끝까지 완주할 수 있도록 돕겠다는 말을 하라. 그리고 그렇게 실천하라. 어설프게 위로한답시고 당신의 아픈 것을 이해한다든지, 고통을 잘 알고 있다는 투의 가르침은 삼가는 것이 좋다. 그냥 함께해 주고 곁에 있어주며 아내를 든든히 지탱해주라.

## 자가진단법을 배워서 도우라

아내의 경우 혹시라도 가능하다면 유방암 자가진단법을 배우는 것이 좋다. 일반적으로 유방암의 경우 수술 후 2~3년은 재발이 가장 많이 일어나는 시기이다. 그러므로 샤워할 때 눈으로 관찰하거나 혹시라도 유방이나 겨드랑이에 멍울이 있는지, 유방 주위 피부에 이상이 있는지를 확인하는 것이 좋다.

남편의 경우 아내에 대한 관심을 자주 표현하고 요청이 있을 시 함께 관찰하거나 아내의 정기적인 자가진단을 돕는 것은 좋다. 이때 남편이 너무 앞서는 것은 삼가야 한다. 아내가 부담스러워할 수도 있기 때문이다.

한편 부부가 눈으로 보기에 애매하거나 혹시라도 걱정이 앞서면 가까운 곳의 동네 병원에 주치의를 찾아가는 것이 바람직하다. 다시 말하면 동네 근처에 신뢰할 만한 주치의를 한 분 정하라는 것이다. 나는 특히 마음에 맞는 주치의를 정할 것을 권한다.

물론 바쁜 의사들이 선뜻 어느 특정 환자의 주치의가 되려고 하지 않을 수도 있다. 그러나 주치의란 오랜 기간 동안 신뢰와 존경이 오가게 되면 자연스럽게 정해질 수 있다.

나는 간혹 정말 예의 없는 환자나 보호자를 보기는 했다. 그런 분은 스스로를 옥죄는 것이다. 그런 경우 어느 의사도 주치의가 되려고 하지 않을 것이다. 먼저 다가가는 수고를 하라. 이렇게 말하면 꼭 한마디 덧붙이는 사람들이 있다. 아무튼 그것은 독자들의 선택인 것을……

더 나아가 병원에 매번 아내와 함께 갈 수는 없지만 가능하다면 일부러라도 같이 가는 것이 좋다. 가면서 오면서 함께하고 든든하게 지원해주는 것은 엄청난 시너지이다.

그다음은 부부 금슬의 문제이다. 약간 예민한 문제이지만 언급하고 넘어가겠다. 일반적으로 장년이나 노년에 가까운 부부의 경우 이미 부부 관계는 많이 초월해 있는 상태이다. 그러다 보니 아프게 되면 부부 관계는 더 더욱 애매해지고 악화될 수밖에 없다. 빈도수는 더 떨어지고 사랑에 대한 열망도 눈에 띄게 줄게 된다.

문제는 이런 현실에 더하여 현재 그들 부부가 겪고 있는 암이라는 악재는 상당히 나쁜 결과를 초래하게 된다는 점이다. 아내의 경우 육체적으로나 정신적으로 다 힘든 부부 관계를 당연히 기피할 수 있다.

더구나 갱년기까지 겹치면 더욱 어렵다. 반대로 남편의 경우 아직 혈기왕성하면 그런 아내가 야속할 수밖에 없다. 이럴 때 역지사지(易地思之, walk in someone's shoes)가 필요하다. 반대로 남편이 체력의 열세로 인해 아내와의 관계를 기피하면 아내 편에서는 가슴을 절제했기 때문에 성적 매력이 떨어진 것으로 오해할 수도 있다.


## 부부 관계에 대한 갈망을 경시하지 말라

이때 부부는 자연스럽게 서로를 칭찬하며 지난날의 부부 관계를 화제로 떠올리라. 그리고 지금은 더 많이 애틋해졌다고 표현하라. 이 부분에 부부가 서로 못 알아듣거나 차마 말하기가 곤란하면 중재자가 필요하다. 가장 적절한 중재자가 바로 주치의이다. 나는 의사로서 그동안 암을 겪는 부부들의 이런 부분을 은근슬쩍 많이 이야기함으로 도와주었다. 그러므로 나를 주치의로 삼았던 환자나 보호자들과 나는 제법 긴밀하다.

아내와의 사랑에 대한 욕구가 생긴 남편은 상당히 귀하다. 마음껏 축복한다. 아내 또한 남편이 원하면 축복하며 받아줄 수 있어야 한다. 만약에 기력이 없어 힘들면 지혜롭게 동시에 조심스럽게 며칠 후 기력이 올라오면 당신을 맞아주겠노라며 정중한 거절이 중요하다.

나는 오랜 의사 생활 동안에 이런 아무것도 아닌 듯한 문제로 틀어지는 부부를 정말 많이 보아왔다. 게다가 부부가 함부로 내뱉은 말 때문에 상처를 입는 경우도 엄청 많았다. 유치한 듯 보이지만 결코 유치하지 않은 이런 류의 말들을 제발 삼가라.

아무 생각 없이 은연 중에 뱉는 아내들의 말 중 '당신은 그것

밖에 모르냐, 짐승 같은, 주책이네, 나는 항암 치료하느라 지쳤다, 아예 생각도 나지 않는다, 그동안은 아니었는데 뭘 새삼스럽게, 당신 때문에 내가 이렇게 되었다 등등……'

동일하게 남편들의 말 중 '치료나 잘 하라, 당신을 보면 아예 마음이 생기지 않는다, 우리가 늙었는데 무슨 새삼스럽게, 이제는 플라토닉 사랑을 해야지 수준 낮게 등등……'

대개 이런 류의 말들은 치명적이다. 나는 부부들이 이런 말을 하는 것에 절대 반대한다. 특히 암 투병하는 아내와 곁에 있는 남편들은 정말 주의해야 한다. 아예 말하지 말라. 그리고 부부 관계는 하나님께서 부부에게 주신 최고의 선물 중 하나이다. 누릴 수 있다면 주신 분을 생각하고 감사하며 누리라. 새삼스럽게 욕구가 더 생겼다면 감사하며 적극적으로 누려야 할 것이다. 그런데 이런 경우가 생각보다 많다.

아무튼 이런 류의 부부 관계 문제는 본인들이 풀어가야 하지만 여의치 않으면 전문 상담이 필요요하다. 추천을 하자면 경기도 양평의 송길원과 김영숙박사 부부의 하이패밀리도 도움이 될 것으로 생각된다.

아내를 안아주고 웃게 하라

한국의 남편들에게 차마 말하기가 어려우나 중요한 것이 있다면 아내를 자주 안아주고 웃게 해주라는 것이다.

한국의 남편들이 가장 어려워하는 것 중 하나를 들라면 아내와의 자연스러운 스킨십과 아내를 웃기는 것이다. 절대 공감이다. 필요는 하나 참으로 힘든 부분이다.

한국유방암학회는 이 말을 지침서에 포함시켰다. 사실 가장 중요한 초점이다. 이 꼭지와도 부합되는 말이다. 그러므로 최선을 다해 노력을 하라. 몸부림조차도 귀하다.

자주 손을 잡으라. 시시때때로 허깅하라. 세상에는 남들끼리 프리 허깅도 한다. 문제는 아내에게 웃음을 주는 것이다. 과연 노력한다고 될까? 나는 이 부분이 가장 어려웠다.

원래 나는 남을 웃기는 것에 영 자신이 없는 사람이다. 오죽하면 지난날 청년들에게 강의할 때 유머를 위해 100여 권의 유머집을 사서 매번 20여 개의 레퍼토리를 달달 외워 가서는 웃기려고 무지 노력했다. 그럴수록 청년들은 웃지 않았고 즐거워하지도 않아 상처를 많이 받았었다.

많은 경우 '지금 제가 유머를 했는데 좀 웃어주셔요. 계속 그런 표정을 지으면 제가 상처를 받습니다'라고 해서 웃음을 자아내기도 했다. 그러나 그런 동정이나 구걸을 읍소한 유머는 시간이 지날수록 내게는 더욱 상처만 패이게 했다.

위안을 얻자면 이런 얘기도 있다. 옛날과 달리 현대의 최고 신랑감 중 하나로 사람을 잘 웃기는 개그맨을 꼽는다고 한다.

그래서 결혼했더니 개그맨과 결혼한 아내들은 하나같이 남편이 집에서는 거의 웃기지 않는다고 했다. 그 말을 듣고는 한참이나 웃으며 위안을 얻었다.

결론은 이렇다. 아내를 웃길 수 없다면 스킨십에라도 치중하라. 시도 때도 없이 아무 데나 만지라는 것이 아니다. 발과 다리를 안마해주고 아픈 부분이 없는지를 묻고 어떻게 하는 것이 시원한지를 물어보라.

매사에 아내를 진지하게 대하라. 간혹 아내를 위해 이벤트를 고심하면서 머리를 싸매는 노력을 하라.

이상이 2007년 한국유방암학회에서 발표한 「행복한 유방암 환자 부부를 위한 지침서」의 유방암 아내를 둔 남편을 위한 지침이다. 첨삭(添削)을 통해 나의 언어로 표현한 것이다. 절대적인 것은 아니므로 참고를 하고 당신의 또 다른 장점이 있다면 그것을 계발하라.

우리 부부의 경우에도 아슬아슬한 위기가 있었다. 그러나 우리는 슬기롭게 넘겼다. 물론 아내가 훨씬 신경을 많이 썼는데 그런 나는 50점 미만의 남편일 뿐이다.

아내들이여, 남편의 말투와 행동 양식에 너무 민감하지 말라. 병이 없을 때에도 힘들었겠지만 일단 뜻하지 않은 병이 왔음에도 변하지 않는 남편의 말투나 상처를 주는 듯한 행동은 아내로서는 상당히 힘든 것이 사실이다. 아니 건강할 때보다 몇 배로 더 심하게 다가올 수 있다.

이런 경우 남편은 정말 몰라서 그럴 수도 있고 때로는 본인도 당황스럽고 충격적인 상황을 겪다 보니 그럴 수도 있다. 또 한 가지는 자책 속에서 오히려 아내로부터 도망가려는 것일 수도 있다.

나는 단언컨대 대부분의 한국 남편들은 선하고 착하다는 생각을 갖고 있다. 적어도 30여 년 이상을 의사를 하면서 보아왔던 한국의 남편들은 훈련과 교육이 안 되어 있었을망정 못된 남편은 적었다.


## 수고를 알아주는 한마디가 남편을 춤추게 한다

그러므로 아내들이여, 당신들이 현재 암 투병으로 많이 힘들 겠지만 남편들이 알아서 해 주기를 바라거나 당신들의 요구나 기대치보다 앞서가기를 많이 기대하지 말았으면 좋겠다. 그 대신 슬기롭게 조금씩 부탁을 하고 진심으로 고맙다는 말을 자주 자주 해주면 좋겠다.

아내는 남편의 사랑을 먹고 살지만 남편은 아내의 존경을 먹고 산다. 고맙다는 말과 함께 당신이 자랑스럽다는 말을 진심을 담아 해주라. 그런 말은 남편으로 하여금 몸이 부서져도 아내를 지키겠다는 결심을 하게 한다. 칭찬은 고래도 춤추게 한다고 하지 않던가.

'이 웬수야, 너 때문에 혹은 누구 때문에 안 걸려도 될 이 나쁜 병에 걸렸다'라는 표정이나 말은 입 밖으로 절대 내어서는 안 된다. 아무리 힘들어도 그 말만큼은 결코 안 된다.

자신의 상황을 이해해 줄 친구들을 만들라는 것이 2번째 지침인데 나는 이 부분만큼은 조심스럽다. 물론 남편에게 전적으로 기대는 것은 오히려 남편이 더 힘들 수 있다.

그렇다고 하여 주위 친구들에게 혹은 다른 환우들과 더 긴밀하게 소통하는 것에는 반대다. 남편을 도외시하다 보면 점점 더 남편과의 거리는 멀어지게 된다. 틈이 벌어진다. 안 그래도 결혼생활을 제법 한 부부의 경우 대화가 없는 가정이 대부분이다. 절체절명의 상황에서 남편이 아닌 다른 상대와 대화를 하다보면 우선은 마음이 잘 통하여 훨씬 좋다. 그러나 그럴수록 남편과의 거리는 멀어지게 된다. 파국이다.

얼마 못 가서 남편은 제 딴에는 '할 만큼 했다'라고 하다가 지치게 되어 나가떨어지게 된다. 한편 남편과의 대화가 없던 아내 편에서도 암을 극복하고 나면 저런 남편은 있으나마나 한 존재라는 인식이 무의식에 가득 차 버리게 된다. 이런 경우 항암 치료 후에는 부부 관계가 최악의 상황에 이르게 된다.

## 부부의 합력에 최우선순위를 두라

그러므로 나는 권고한다. 가족이나 여형제인 자매들에게 오픈하고 헬프(help)를 요청하는 것이 좋다. 만약에 자매가 없다면 교회 공동체의 자매들에게 요청을 하라. 또한 같은 병을 앓고 있는 환우 중 한두 사람과만 서로의 상태를 나누라. 이때 주의할 것은 상대가 많으면 많을수록 암 치료 후 부부의 상황은 점점 더 나빠진다는 사실이다.

나의 아내의 경우 처형들이 엄청 큰 도움이 되었다. 또한 마침 청주에 있는 목사 사모가 도움이 되었는데 거의 동시에 수술을 받았고 항암 치료를 했으며 방사선 치료를 했다.

서로는 정기적으로 통화하며 서로를 위로했다. 동시에 각자의 남편인 그 목사와 나도 정기적으로 대화를 했다. 정말 든든한 우군이었고 그가 한마디를 하면 그다음 말은 듣지 않아도 내가 훤히 알고 있는 내용이었다. 그러니 우리는 동병상련(同病相憐)으로 어느덧 하나가 되어 있었다.

다시 말하지만 부부와의 합력을 최우선으로 삼으라. 남편들은 당신들에게 기대는 아내를 품어주라.

우스갯소리지만 '남편'은 '남의 편'이 아니다. 다른 것에 힘을 빼지 말고 당신에게 허락한 아내에게 집중하라.

아내들이여, 병에서 회복 후 남편과 헤어질 생각이 아니라면 그 암을 기점으로 남편과의 관계와 교제를 전화위복(轉禍爲福, A misfortune turns into a blessing)의 기회로 삼아 더욱 친밀한 관계로 만들어가라.

항암 치료 기간 중 가장 중요한 것은 수시로 당신으로 인해 내가 힘을 얻고 있다는 사실을 서로서로 주지시켜 주고 먼저 고맙다고 표현하는 것이다. 앞서 언급했지만 아내는 남편의 사랑과 관심을 먹고 살며 남편은 아내의 존경을 먹고 산다.

그다음은 병과 싸우고 있는 자기 자신을 격려하는 일이다. 밤에 잠자리에 들기 전 '나는 오늘도 하루를 잘 해냈다. 알고보니 내가 참으로 장하다. 나는 대단한 사람이다.'라고 자신을 마음껏 칭찬하라.

그런 후 하나님께 간절히 기도하라. '하나님, 당신의 뜻을 잘은 모르겠지만 암 투병을 통해 당신과 더욱 가까워지기를 바랍니다'라고 소망을 아뢰라. 아침에 눈을 뜨면 '눈을 뜨게 하심과 생명을 연장시켜주심'에 감사하라.

미래에의 소망을 가지라. 그리고  하루를 촘촘히 계획하라. 곁에 있는 남편에게 지난밤 함께해 주어 고맙다고 전하라. 그런 당신의 모습을 통해 남편은 살아난다. 남편을 더욱 활기차게 한다. 그것은 항암 치료뿐 아니라 방사선 치료 등 모든 과정을 힘 있게 나아가게 하는 강한 원동력이다.

# 주변을 정리하며
# 변화에 적응하라

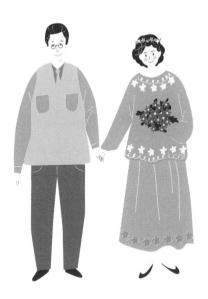

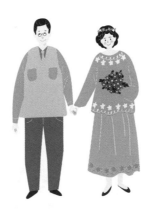

처음의 당황스러움이
익숙함으로 받아들여지기 시작하는 시기.
일정을 조정하고, 주변을 정리하며
본격적인 암과의 싸움을 시작하라.

# 잘 먹고 많이 움직여라

어느 날 갑자기 닥쳐왔던 아내의 암 투병이 어느덧 3차 항암 치료에까지 이르렀다.

제 1장 1-2차 항암 치료의 첫 꼭지 '병(유방암)을 알고 공격하라'에서는 유방암에 대한 개괄적인 정보들을 대략 기술했다. 즉 유방암에 대한 일반인들도 알아야 할 전반적인 상식을 기술했고 수술 후 처음 맞게 된 항암 치료 1-2차 때 당면하는 것들과 그에 따라 해야 할 것들을 기술했다. 또한 유방암의 우연한 발견에서부터 진단, 그리고 여러 가지 검사 과정을 거쳐 확진 후 수술과 항암 치료를 할 병원 선정, 주치의 선정, 그리고 종국적으로는 본인과 보호자의 결단이 중요하다고 말했다.

시간이 더디게 흐를 줄 알았는데 어느덧 3-4차 항암 치료의 순간이 왔다. 어느덧 수술 후 훌쩍 2달에 접어든 것이다. 항암 치료 후 우리 부부에게는 많은 변화가 있었다.

무엇보다도 유방암에 대해 조금 더 관심을 가지게 되었다. 그러다 보니 책들을 읽고 주위의 동일한 병을 가진 분들의 수기를 많이 주의 깊게 접했다. 그중 식사 요법에 관심을 많이 가졌다.

'밥심'은 무서운 것이다. 잘 먹으라. 무엇을 중점적으로 먹어야 할지, 무엇을 먹지 말아야 할지에 관심을 가지라.


## 항암 치료는 3주에 한 번씩

3-4차 항암 치료의 경우 1-2차 항암 치료에 비해 조금 더 적응된 듯 보였으나 비슷하게 힘들어했다. 결국 3주마다 항암 치료하는 이유를 알게 되었다.

항암 치료 후 첫 1주는 예외 없이 기력이 없고 힘들어했다. 1-2차 항암 치료 기간과 마찬가지로 오심과 구토, 두통, 특히 입안의 증상은 여전히 아내를 힘들게 했다. 그냥 스르르 가라앉는 모습이 자주 보였다.

이런 때는 이것저것을 얘기하는 것보다 본인이 원하는 대로 그냥 두는 것이 최선이요, 아니면 얼른 눈치 있게 앞서 행하는 것이 차선이다. 그냥 두라는 것은 무관심해도 된다는 것이 아니다.

2주 차가 되면 조금은 회복되었기에 거의 본인의 호불호를 말하곤 했다. 이때에는 아내가 요구하는 것을 즉시즉시 들어주면 좋다. 그리고 가능하다면 앞서가며 행할 수 있으면 아주 좋다. 아내의 곁에서 든든하게 지원해주어야 할 시기이다.

3주 차가 되면 기력은 거의 회복되고 밥맛도 돌아온다. 이때에는 활동을 함께 하는 것이 좋다. 가능하면 산책이나 가벼운 산행 등의 운동을 함께 하라. 다시 말하면 잘 먹고 많이 움직이라는 것이다. 당연히 '함께'.


## 유방암 식이 요법과 운동 요법

3-4차 항암 치료 기간인 이 꼭지에서는 유방암에 관한 적당한 식이 요법과 운동 요법을 소개하고자 한다. 잘 먹고 많이 움직이라는 것이다.

먼저 식이 요법은 지식백과에 나와 있는 국가 암정보센터에서 제시한 식생활 가이드를 참고하여 나의 표현과 우리 부부의 경험을 바탕으로 기술하고자 한다.

아내가 암 투병을 하다보니 알게 모르게 그 소식이 주변으로 널리 퍼져 나갔다. 세계 각국으로부터 염려하며 많은 전화가 왔다. 동시에 어마어마한 정보가 홍수처럼 몰려들었다. 좋다는 것이 너무 많았고 특효약은 더 많았다. 심지어 지금이라도 항암 치료를 중단하고 이것을 해보라는 전화도 있었다. 나중에는 자신들의 말을 안 듣는다며 화를 내는 그들과 싸워야만 했다.

점점 지쳐갔다. 나는 주관적인 것을 객관화하는 것에 무척 힘들어 한다. 아마 오랜 기간 과학적 사고를 하다보니 나도 모르게 배어 있는 듯하다.

아무튼 우리 부부가 특별히 신경 썼던 부분을 나누고자 한다. 당연히 절대적이지 않다. 어쩌면 또 하나의 주관적인 것일 수도 있어 우려가 되나 적절히 참고하기를 바란다.

유방암에 특별히 좋다거나 특별히 나쁘다는 말을 들으면 참고만 하라. 그러나 가장 중요한 것은 체력과 면역력을 높이고 동시에 먹는 즐거움을 누리는 것이다. 그러므로 일단 주변에서 추천하는 너무 많은 약들이나 보조제 등등은 유용하기는 하나 약간 절제하기를 권한다.

혹시라도 만성 소모성 질환으로 식욕이 떨어져 있다거나 밥맛이 없어 식욕에 자신이 없다면 엄선된, 그러면서도 공인된 면역 제품과 종합비타민 정도는 좋을 듯하다. 아내의 경우는 딱 한 가지만 부지런히 먹었다.

이런 것은 말할 필요도 없지만 혹시라도 술이나 담배 등등은 부부 모두가 딱 끊으라고 강력하게 권한다. 특히 남편들은 이런 부분에 있어 자신과의 싸움에서 꼭 이겨나갈 것을 권하고 싶다.

바람직한 식생활의 전제는 균형과 조화이다. 골고루 먹는 것이다. 아프면 입이 짧아지기 마련이지만 그래도 편식과는 최대한 싸워야 한다.

동시에 아픈 아내와 함께해야 하는 식사는 남편에게는 조금 생소하여 더 어려울 수 있다. 그래도 보조를 맞추라. 정 힘들면 남편들은 밖에 나가서 조용히 식사를 하더라도 제발 표는 내지 말기를…….

육고기는 기름을 제거하고 먹되 소량을 먹으라. 나의 아내의 경우 입맛이 변하여 암 투병 이전과 달리 즐겨 먹지는 않았다. 단백질 보충을 위해 억지로 간간이 소량씩 먹곤 했다.

신선한 생선이라도 날것은 잘 익혀서 먹어야 한다. 뼈까지 먹는 것은 좋으나 푹 익히지 않으면 치아에 문제가 생기게 된다. 대신 칼슘이 함유된 식품을 보충하면 좋다.

멸치와 마른 새우를 조린 것, 두부나 콩, 검은콩, 비지 등 콩으로 만든 식품, 두유, 우유, 요구르트 등 엄선된 유제품, 김과 다시마, 미역이나 이들을 가공한 식품들, 시금치, 검은 깨 등…….

이와 함께 비타민 C, E, A가 필요하고 엽산(folic acid)이나 엽산이 함유된 식품인 과일(오렌지, 키위, 말린 바나나), 녹색 잎채소류(갓김치, 브로콜리, 시금치, 쑥), 구운 김, 해바라기씨, 두유, 달걀 등이 좋다. 칼슘과 겹치는 부분이 많으므로 세세한 제품들은 잘 기억해두는 것이 편리하다.

## 가급적 삶거나 찐 요리가 좋다

문제는 음식을 요리할 때인데 튀긴 것이나 구운 것은 주의해야 한다. 가급적이면 삶거나 찐 요리가 좋다.

문제는 맛이다. 안 그래도 밥맛을 잃었는데 맛까지 없으면 그때는 완전 꽝이다. 그러므로 입맛을 떨어뜨리지 않고 맛있게 먹을 수 있도록 요리에 대한 연구가 필요하다.

나의 경우에는 요리에도 완전 먹통이었다. 그래서 처형들에게 부탁했고 주변의 아는 분에게 자주 부탁을 드려 겨우 해결하곤 했다.

한편, 설탕이나 밀가루가 많이 들어간 빵 종류는 가급적이면 삼가고 가공 육류나 훈제 식품은 피하는 것이 좋다.

전체적으로 입맛이 떨어지기에 어차피 양은 줄게 마련이다. 아내의 경우 특히나 그랬다. 그러므로 음식의 양이 줄더라도 대신 자주 먹어야 한다.

'소식'을 하되 '빈식'을 하라는 것이다. 이전에 바쁘게 급히 먹었다면 이제부터는 천천히 '서식'을 하면서 맛을 음미하라고 권하고 싶다. 천천히 먹으면 쓸데없는 뱃살의 예방에도 도움이 되며 빨리 먹음으로 초래되는 인체의 해를 줄일 수도 있다.

나는 의사로서 인턴, 레지던트를 보내는 동안 너무 바빠서 우격다짐으로 음식을 쏟아넣곤 했다. 그러다 보니 음식의 맛을 느낄 여력이 없었다. 그저 죽지 않으려고 먹었다. 오랜 세월 그렇게 습관이 되어 있다 보니 점점 더 일부러 의식적으로 천천히 먹는 연습을 한다. 그러다가 의식을 하지 않으면 나도 모르는 사이에 급히 먹는 나를 보며 지난날이 생각나 씁쓸한 웃음을 짓곤 한다.

### 건강한 식사, '5식법'

그리고 가능하면 음식은 정해진 시간에 먹는 '정식'이 좋다. 정한 시간에 정해 놓은 음식을 천천히 먹되 채식과 더불어 자주 먹으라. 그래서 나는 그동안 5식을 권해 왔다.

소식, 서식, 빈식, 정식, 채식의 다섯 가지이다. 나는 이를 '5식법'이라고 명명했다.

주의할 것은 굳이 암환자가 아니더라도 저녁 늦게 먹는 것은 피해야 한다. 당연히 암 투병하는 환자들은 늦은 밤의 식사는 안 된다.

가능하면 일상생활을 의도적으로 활기차게 만들어가길 권한다. 물론 암 투병을 하다보면 힘들고 기력이 없으니 점점 더 처지게 된다. 그런 상황에 익숙해지면 얼마 후에는 아예 그런 패턴이 습관이 되어버린다. 이런 습관에 빠지지 않도록 초기에 애를 씀이 좋다.


## 손을 잡고 산책하는 습관을 만들라

부부가 일부러라도 손을 잡고 산책을 하며 힘들더라도 집 주변이나 가까운 곳으로 나가 거니는 습관을 지니도록 하라. 힘들면 체력을 올려야겠다는 적극적인 생각으로 전반적인 삶의 활력을 상승시키라.

아무튼 좋든 나쁘든 간에 습관이 고착화되면 곧이어 그렇게 성품도 변하게 된다. 그렇기에 일부러라도 적극적으로 활동을 하고 산책을 나가고 부지런히 조금씩이라도 움직이는 습관을 가져 부부 모두에게 좋은 성품이 주어지길 바란다.

일반적으로 부부 중에 한쪽이라도 아프게 되면 집안 분위기도 우중충해지고 전반적으로 활력이 떨어져 어느덧 우울 모드에 접어들기 십상이다. 이를 미연에 막으라는 것이다.

활동을 많이 하다보면 주의해야 할 일이 외상이다. 운동을 하되 넘어지지 않도록 주의해야 할 것이며, 운동을 한답시고 결코 오버하지는 말아야 한다.

운동과 노동은 종이 하나 차이이다. 즉 운동이 과하면 노동이 된다. 운동은 플러스가 되지만 노동은 마이너스가 된다.

더불어 매일매일 체중을 체크하라. 과하여 비만이 되는 것도 문제이지만 너무 체중이 빠지는 것도 문제이다. 나는 약간 살이 찌는 쪽을 권한다.


## 체력이 부족하면 항암 치료를 계속할 수 없다

균형 잡힌 식단을 정하여 체력을 보강하라. 긴긴 암과 끝까지 싸워 이기려면 영양가 있는 식사를 해야 한다. 가뜩이나 입맛이 없어 식사를 잘 못하는 데다가 영양마저 불균형이 오면 암 투병에서 실패할 수밖에 없다.

항암 치료를 끝까지 완주하려면 적당한 영양 상태와 더불어 체력을 올려야 한다. 아무리 항암제가 효과가 있어도 본인이 못 버티면 약을 쓸 수가 없다.

나의 아내는 7차 후 마지막 8차 항암 치료에 들어가려는 찰나 기력이 떨어져 한 차례 연기했었다. 나는 의사이기에 주변에서 안타깝게도 체력이 떨어져 중도에서 항암 치료를 스톱하는 경우를 자주 보았다.

약이 없어서가 아니라 체력이 없어서 실패하는 경우이다. 즉 면역력을 높이고 체력을 잘 보강하라는 것이다.

다시 강조하지만 앞서 언급한 5식과 함께 균형 잡힌 식단을 정하라. 일상생활의 패턴을 활기차게 바꾸고 그에 따라 적극적으로 맞추어가야 할 것이다. 균형 잡힌 식단의 영양소는 암을 이기게 하고 투병 과정에서 생길 수 있는 감염의 빈도를 줄이고 정상 세포의 재생을 도와준다.


먼저는 탄수화물에 신경을 써야 한다

탄수화물(carbohydrate)은 우리 몸에 열량을 공급하는 주요 에너지원으로서, 넘쳐나는 것도 문제지만 부족하면 환자의 경우 기력이 다 떨어져 버린다. 그러면 체력 저하로 이어져 매사에 피곤하고 노곤해진다.

아내의 경우에도 일부러 탄수화물을 제한하다보니 자주 스러지곤 했다. 간혹 '수수깡처럼 텅 빈 것 같다'고 호소하기도 했다.

탄수화물이 부족하면 모든 것이 귀찮아진다. 매사에 의욕이 떨어져 암과 싸우고 싶은 마음도 줄어들게 된다. 이런 상황이 지속되면 결국은 손을 놓아버릴 수 있다. 그러므로 지속적이고도 적절한 양의 탄수화물의 공급은 중요하다.

탄수화물이 풍부하게 들어 있는 음식으로는 밥, 국수, 빵, 떡, 감자, 고구마, 옥수수 등이 있다. 이들은 대부분 암 투병하는 환자들이 기피하는 음식들이다. 나는 오히려 적당하게 감사함으로 먹을 것을 권한다. 너무 터부시하면 오히려 마이너스가 된다.

그렇다 하더라도 국수나 빵류는 밀가루 성분이 많으므로 주의해야 하는 것은 맞다. 양극단을 피하라는 것이다.

그리고 암 투병 기간에는 항상 원료가 무엇인지, 식재료의 원산지가 어디인지에 관심을 가져야 한다. 무슨 식품을 사든지 귀찮더라도 그 식품의 성분 명과 함량을 한 번 더 보는 습관이 필요하다.


## 단백질 부족은 면역력을 떨어뜨린다

두 번째는 단백질(protein)로서 이는 체세포의 주성분이기에 중요하다. 단백질은 인체를 구성하고 유지하는 역할뿐 아니라 각종 효소와 호르몬, 항체 등의 성분이 된다.

달리 말하면 단백질의 부족은 면역력을 떨어뜨리고 암에 대한 내성을 저하시킨다. 또한 단백질은 지방이나 탄수화물이 부족할 경우 이들의 보충 역할도 한다.

즉 지방이나 탄수화물이 부족하더라도 단백질이 충분하면 괜찮다는 것이다. 반면에 지방, 탄수화물이 넘쳐나도 단백질이 적으면 안 된다. 그만큼 단백질은 생명유지에 중요하다.

단백질이라는 뜻이 '제 1의 것'이라는 의미인데 헬라어 프로테이어스(πρ¬τος, 프로토스, first, chief, most important)에서 유래되었다. 단백질이 많이 든 식품으로는 쇠고기, 돼지고기, 닭고기 등의 육류와 생선류, 조개류, 달걀, 두부, 우유 등이 있다. 이런 식품을 맛나게 요리하는 법을 연구하라.

지방(fat)은 단백질, 탄수화물과 함께 3대 영양소 중의 하나이다. 그런 지방은 우리 몸에 열량을 공급하는 주요 에너지원이다. 지방이 함유된 식품으로는 참기름, 들기름, 콩기름, 버터 등이 있다.

이외에도 비타민과 무기질(vitamins and minerals)은 우리 몸의 생리 기능을 조절하는 대표적인 영양소이다. 탄소(C), 수소(H), 산소(O), 질소(N)를 제외한 나머지 원소 전부를 무기질 혹은 미네랄이라고 한다.

인체를 구성하는 무기질 중 칼슘(Ca), 인(P), 마그네슘(Mg), 칼륨(K), 나트륨(Na), 염소(Cl) 등은 특히 중요하다. 칼슘, 인, 마그네슘은 뼈나 치아에 중요하며 칼륨, 나트륨은 삼투압 유지에 필요하다. 특히 칼륨(K, Potassium), 나트륨(Na, Sodium)은 산과 알칼리 평형 작용에도 중요하다.

위산 성분으로서의 염소(Cl)는 소화작용을 돕고 인산(P)은 에너지 대사에 관여한다. 철(Fe)은 산소를 운반하는 헤모글로빈(Hb)의 성분이며 요오드(I)는 갑상선 호르몬, 코발트(Co)는 B12의 성분이다. 영양소의 대사 시 효소반응이 중요한데 이때 마그네슘(Mg), 망간(Mn), 구리(Cu), 철(Fe), 아연(Zn), 칼륨(K), 칼슘(Ca) 등이 촉진 작용을 한다.

이처럼 무기질은 신체의 성장과 발달, 그리고 건강 유지에 필수적이다. 무기질의 경우 다행히 인체에서 필요로 하는 양은 적으나 반드시 규칙적으로 섭취해 주어야 한다. 주로 채소와 과일 등에 많이 들어 있다.

### '물을 물로 보지 말라'

마지막으로 언급하고 싶은 영양소는 가장 중요하면서도 가장 무시되는 물($H_2O$)을 들 수 있다.

우리가 흔히 '나를 물로 보냐'라며 가볍게 치부되는 물($H_2O$)은 대부분의 사람들이 중요한 영양소라고 생각지 않고 있다. 그러나 그것은 팩트(fact)가 아니다. 물은 혈액과 신체 조직의 핵심 성분으로 영양소와 노폐물을 운반하는 중요한 기능을 갖고 있다.

만약 영양소가 인체의 각 부분에 골고루 운반(공급)되지 않는다면…….

게다가, 인체의 활동으로 생겨난 노폐물을 운반(배출)하지 않는다면…….

그때에는 최악의 상황이 초래될 것이다. 아무리 잘 먹어도 소용없으며 먹을수록 노폐물이 쌓여 인체는 더욱 악화일로를 걷게 될 것이다.

'물을 물로 보지 말라.'

게다가 물은 체온 유지 등 생명 유지에 가장 필수적인 요소 중 하나임을 알아야 한다. 우리 인체가 필요로 하는 물은 하루에 6-8컵 분량이다. 만약 수분의 섭취가 부족하거나, 심한 구토나 설사가 있을 경우, 고열이 지속되거나, 땀을 과도하게 흘릴 경우에는 쉽게 탈수가 일어난다.

물의 부족은 심각하게 인체에 영향을 미칠 뿐 아니라 생명까지도 위협할 수 있다. 반대로 인체에 물이 과다하면 물 중독(water intoxication)으로 체액의 삼투압이 저하되어 사망에까지 이르게 된다.

'물을 물로 보지 말라.'

결론적으로 모든 사람에게는 균형 잡힌 바른 식생활이 중요하다. 특히 암환자들은 더욱 그렇다. 적정 열량(칼로리)을 유지하고 필수 영양소를 섭취함으로 균형 잡힌 식생활을 해야 한다.

특별히 암환자에게 좋다고 하여 그것에 치우치다 보면 균형이 깨어질 수도 있다. 과잉도 부족도 둘 다 동일한 문제이므로 과하지도 부족하지도 말아야 할 것이다.

그러므로 편식하지 말라. 동시에 특별히 피해야 할 음식이 아니라면 다양한 음식을 골고루 먹되 감사함으로 먹으라. 음식을 즐기되 맛의 기쁨도 누릴 수 있기를……

균형 잡힌 식생활을 한마디로 요약한다면 상기에서 언급한 3대 영양소와 함께 무기질과 비타민, 그리고 물을 균형 있게 섭취하는 것을 말한다.

특별히 면역력이 약해져 있거나 입맛을 잃어 식욕이 저하되어 있는 경우에는 고단백, 고칼로리 식품을 먹는 것이 좋다. 또한 공인된 면역 제품을 깐깐하게 고르고 골라 하나만 정하여 먹기를 강력히 추천한다. 우리 부부는 깐깐하게 고른 모 회사에서 나온 제품을 복용하여 큰 도움을 얻었다.

간혹 건강식이라고 말하며 암 치료의 보조요법이라고 말하는 경우가 있다. 나름대로 근거가 있을지도 모르겠다. 우리 부부에게도 흔치 않게 권면이 들어오곤 했다.

나는 이런 부분만큼은 거의 체질적으로 맞지 않아 나의 아내는 아예 누리지 못하고 8차례의 항암 치료와 19차례의 방사선 치료를 마쳤다. 한편 되돌아보면 미안한 마음도 있으나 아직도 나는 잘한 결정이었다고 생각한다.

보호자인 남편의 경우 마음이 약해지다 보면 귀가 한없이 얇아진다. 그러다 보면 우왕좌왕하게 된다.


Dr. Araw가 권하는 건강식

Dr. Araw가 권하는 '건강식'은 다음과 같다. 맛있게 요리하여 균형 있게 먹자. 감사하며 먹자. 잘 먹자. 그리고 5식을 습관화하자. 앞에서 언급한 5식에 대해 조금 더 보충하면 다음과 같다.

규칙적이고 정해진 시간의 식사, 첫째는 정식(定食)이다.

둘째는 아침, 중식, 점심, 중식, 저녁의 5회 빈식(頻食)을 하라. 중식의 경우만큼은 필요하면서도 환자 본인이 좋아하는 맛난 음식을 요리하여 즐기는 것도 필요하다.

셋째는 소식(少食)을 하는 것이다. 밥은 한 고봉에서 30%를 덜어내라. 대신 반찬은 싱겁게 그러나 맛나게 하여 골고루 가능한 한 많이 먹으라.

넷째는 가능한 한 천천히 먹는 서식(徐食)이다. 누가 쫓아올 것도 아닌데 급하게 먹을 이유가 없다. 음식을 위장으로 쓸어넣을 것이 아니다. 이빨로 씹고 혀로 맛보며 침을 섞어 입안에서 충분히 누린 후 식도로 보내고 위장에서 충분히 잘 소화할 수 있도록 여유를 주자. 곁들여 채식(菜食)을 잊지 말자.

5식이나 식이 요법에 대한 것들을 쓰다보니 일관되게 뒷목을 잡는 것이 하나 있다. 그것은 이렇게 할 수 있는 대한민국 가정의 부부들이 얼마나 있을까 하는 점이다.

경제적 여건이 넉넉치 못할 경우 이런 식단을 제시하면 그야말로 그림의 떡이 될 수 있으며 한편으로는 폭력이 될 것 같아 마음이 편치만은 않다. 그렇다고 머뭇거릴 수도 없고……

나는 대한민국의 정부와 지도자가 세금을 좀 더 알차게 아끼며 조리 있게 써서 전국민적인 균형 식탁을 할 수 있는 그날이 오기를 갈망한다. 사회주의를 하자는 것이 아니라 한국이 더 큰 파이를 만들어 지금보다 좀 더 여건이 좋아지면 이 부분부터 손을 우선적으로 보았으면 하는 것이다.

## 3-4차 항암 치료 후 추천 운동 요법

제 3-4차 항암요법 후 식이 요법과 함께 추천되는 운동 요법은 다음과 같다. 체중 관리를 위해 식이 요법에 운동까지 곁들이면 더욱 바람직하기 때문이다.

하루의 운동은 일어나서 가장 우선적으로 먼저 해버리는 것이 좋다. 아침 식사 전에 호흡 운동, 관절 운동, 스트레칭, 그리고 근력 운동, 스트레칭, 관절 운동, 호흡 운동의 순으로 한 사이클씩 순환할 것을 권한다.

그런 후 아침을 먹고 나면 이후 산책을 하는데 이때 마실 물이나 약간의 과일을 가져가는 것도 좋다. 우리 부부의 경우 귤이 여러모로 유용하고 편하였기에 많이 애용했다.

산책과 함께 중간중간에서 챙겨간 간식을 먹고 나면 거의 점심 시간이 된다. 그러면 다시 가볍게 몸을 풀고 중식을 한다. 이후 오후 산책을 간다.

우리 부부는 돌아오면 저녁 식사를 한 후, 아침과 같이 운동을 하였고 샤워 후 잠자리에 들곤 했다.

지난 시간을 가만히 돌아보니 하루 일과는 육체적으로는 거의 먹는 것과 움직이는 것이었고 정신적으로는 감사의 하루였으며 영적으로는 하나님과 동행하며 함께하며 교제하는 것이었다.

# 외로움과 당당히 맞서라

3-4차 항암 치료 기간인 이 꼭지에서는 1-2차 항암 치료 기간에 시시각각으로 다가왔던 아내와 나의 마음의 변화와는 또 다른 것들에 대해 기술하고자 한다.

즉 1-2차 기간 때에는 유방암과 투병하는 아내를 지켜보며 곁에서 살피며 어찌할 바를 몰라 당황하는 때가 많았다면, 3-4차 기간에는 1-2차 못지않은 다양한 마음의 새로운 갈등이 있었다. 그렇게 시시각각으로 변하는 남편된 나를 보며 자주 스스로에 대해 놀랐다. 또한 나 못지않게 실제적으로 병을 감당하며 복잡한 마음으로 싸웠을 아내의 마음에 대해 쓰려고 한다. 그것은 한마디로 '외로움'이다.

아내의 암 투병으로 우리 부부는 모든 것이 변했다. 첫 1-2차 때에는 제법 낯설었으나 이내 3-4차 때에는 익숙해졌다. 생활은 물론이요 생각도 변해 버린 것이다. 말이나 행동에서도 큰 변화가 왔다. 아직은 암 투병의 초기여서 적응이 덜 되어서 인지 그 문화적 갭(gap)에 대한 충격은 엄청났다.

시간이 흐르며 아내의 암 투병은 알게 모르게 점점 더 그 소식이 멀리까지 퍼져 나갔다. '발 없는 말이 천리'가는 것이 꼭 맞았다.


## 말없이 함께해 주는 것이 가장 귀하다

처음에는 아무에게도 아내의 암 소식을 알리지 않았다. 그러던 중 모든 사람과의 만남을 갑자기 제한하는 나를 걱정하여 여러 곳에서 수많은 전화가 왔다. 별 희한한 소문이 돌고 돌아 내 귀에까지 들렸다. 급기야는 전 세계의 많은 친구들, 지인들 등 소위 식객(?)들은 다 알아 버렸다.

그들의 관심은 감사하고 고마웠지만 아주 가끔은 관심이 지나쳐 이래라저래라 하는 통에 힘들었다. 심지어는 내게 야단을 치는 사람도 있었다. 그 마음을 아는지라 아무 반응도 안했지만 나로서는 정말 힘들었다.

그때 중요한 교훈을 얻게 되었다. '말없이 함께해 주는 것'이 가장 귀함을……. '말보다는 실제적인 현실적 도움'이 더 귀함을…….

그러고 보면 나는 그동안 나도 모르게 처신을 잘해 왔었던 듯하다. 나의 경우 내 주위에 아픈 사람이 생기면 정성껏 최선을 다해 일단 돈을 먼저 보내곤 했다. 그리고는 그들과 마음을 함께했다.

말을 많이 하지 않았다. 또한 비록 내가 의사라 하더라도 내게 먼저 물어보지 않으면 일체의 충고나 어드바이스를 하지 않았다. 그것이 정말 잘한 일이었음을 지금 처절하게 확인하고 있는 것이다.

이는 아내의 투병을 통해 더욱 확고하게 갖게 된 귀한 교훈이다. 제발 주저리주저리 하지 말고 그냥 함께해 주라. 그리고 말없이 돈을 보내라. 아픈 자들에게 가장 요긴한 것은 따스한 마음과 정성스러운 돈이다.


## 주변에 대한 기대가 외로움으로

또 하나 있다면, 아내를 돌보며 나는 약간 외롭기도 했다. 그 바쁜 통에 외로움을 느낀다는 것이 약간은 사치일 수도 있겠다. 그러나 내게 몰려온 나만의 외로움은 생각보다 나를 힘들게 했다. 가만히 보니 그것은 주변 지인이나 친구들에 대한 은근한 나의 기대감 때문인 듯도 했다.

나는 평상시 사람들을 좋아했고 그들과 잘 어울렸다. 그들에게 언제나 필요한 것들을 먼저 앞서서 잘 제공하곤 했다.

더 나아가 상대가 불편하지 않게 스스럼없이 잘 도와주었다. 피드백이나 감사는 애초부터 내 마음에는 없었다. 그런 나를 스스로 장하게 여긴 적도 있었다.

그렇게 세월이 흘렀다. 그들에 대한 나의 기대는 없는 줄 알았다. 그게 아니었다. 그동안 알게 모르게 무의식 속에 차곡차곡 채워 두었었나 보다.

내가 외로웠던 것 중 하나는 평상시 나와 친분이 있다고 생각했던 사람들의 냉담함과 이기심 때문이었다. '이 사람만큼은 그래서는 안 되는데'라고 생각되면 괜스레 마음이 더 힘들어지곤 했다. 그동안 내 편에서는 그들에게 물심양면으로 최선을 다했다. 그런데 막상 내가 어려워지니 피드백이 적다고 느껴진 것이다.

아예 피드백조차도 없는 부류도 있었으나 대부분 한두 번씩은 연락이 왔다. 가장 힘들었던 것은 그들의 무성의나 건성건성(in a casual way)이었다. 점점 더 외로움은 더하여 갔고 상처는 조금씩 깊어져갔다.

이 부분의 갭(gap)은 오랫동안 제법 나를 흔들어댔다. 종국적으로는 그동안 교제해왔던 모든 사람들을 동심원상으로 분류하고 정리하게 되었다. 전화번호를 지우기 시작했다. 정말 가까운 몇 분만 남겼다.

나는 지금까지 주로 카톡으로만 연락했다. 카톡창에 있는 사람은 가까운 사람이다. 그럼에도 불구하고 대부분을 과감하게 차단해 버렸다. 남은 여생은 진정 가까운 분들과의 교제에만 집중하려고 한다. 혹시라도 그들이 어려운 일을 당하면 나처럼 외롭지 않게 그들에게만 우선순위로 정성을 다하려는 것이다.

이 책을 읽는 독자들이 혹시라도 나와 비슷한 경우를 만난다면 속상해하거나 원망하며 세월을 보내지 말라. 마음을 계속 다치지 말고 기회로 여겨 주변을 먼저 정리해버려라. 그리고 여생을 알차게 보내길 바란다. 주변 정리에 관하여는 다음 꼭 지에서 한 번 더 얘기하겠다.

## 3차 항암 치료, 아내를 혼자 보내며

3차 항암 치료를 위해 서울로 가는데 이번에는 아내가 혼자 가겠다고 했다. 약간 눈치를 살피다가 기차에 태워주고는 보이지 않을 때까지 손을 흔들며 파송했다. 어차피 매번 함께할 수 없기에 이번은 아내를 혼자보내는 것이라며 얼른 명분을 만들었다. 그러나 마음이 편치 않았다.

서울에서는 딸이 나와 기다렸다가 제 엄마를 데리고 병원으로 갔다. 1-2차 항암 치료를 겪었기에 지금쯤 어디에서 무엇을 할지가 눈에 그려졌다.

3차 항암 치료부터는 그전의 1-2차 때와 달리 항암 주사 하루 전에 서울에 올라가서 면역 치료를 받았다. 분당 사랑의 병원을 소개받아 그곳에 가서 진찰과 함께 전체의 일정을 계획했다. 이후로는 매번 하루 전에 면역 치료 후 면역력과 체력을 보강하여 항암 주사를 맞기로 했다. 이 부분에 아내는 상당한 효과를 보았다.

그렇게 면역 치료 후 그다음 날이 되면 아침에 검사를 하였고 오후에 외래진료를 하고 나면 항암 주사를 맞았다. 그런 후 저녁 늦게 다시 혼자 울산으로 내려왔다.

아내의 입장을 상상하며 나는 약간 조바심이 났다. 혼자 올라가는 것도 마음이 쓰였는데 항암 주사 후 홀로 내려오는 것은 더 신경이 쓰였다. 그래서 기차역에 마중 나가기 전에 집에 미리 꽃을 사서 분위기를 전환해 두었다.

일차적으로는 기차역에서 아내를 반갑게 맞이하였다. 그리고는 집에 도착하면 꽃 선물을 통해 홀로 오고 갔던 지난 이틀을 퉁치려 한 작전이었다.

감사하게도 아내는 그런 나의 노력을 눈치채고는 나의 기대보다 훨씬 더 크게 받아주었다. 그래서 신이 났다. 아, 그래야겠구나……. 그렇게 한 가지가 해결되었다. 그리하여 내가 함께 서울에 못 갈 경우 또 다른 이벤트의 탈출구를 갖곤 했다.

3차 항암 치료 때에도 첫 1주는 어김없이 힘들어했다. 입맛도 떨어지고 활동도 많이 하지 않으려 했다. 1-2차의 학습 효과가 있어 미리미리 준비를 했던 터라 그나마 쉽게 넘어갔다. 2주 때에는 역시나 약간 기력을 찾는 듯했다. 3주 때에는 거의 회복되었다.

나는 이런 사이클을 집중하며 관찰했다. 과정 중에 돌발 상황만 없으면 그렇게 8차까지 무사히 갈 수 있을 것 같았다. 그렇게 시간이 흘렀다. 미루어두었던 나의 일들이 조금씩 쌓여갔다. 게다가 조금 더 지치게도 되었다. 별 한 일도 없이······.


## 4차 항암 치료 후 요양병원으로 옮기다

아내는 4차 항암 치료 후 요양 시설이나 요양병원을 내게 제의했다. 그래서 함께 항암 치료를 받고 있던 분의 소개로 충북 보은의 제법 괜찮은 곳을 찾았다.

4차 항암 치료를 마친 후 첫 1주는 집에서 보냈다. 그러다가 첫 주 말에 약간 회복을 하자 충북 보은으로 짐을 싣고 이동했다. 제법 먼 거리였으나 천천히 여행 삼아 움직였다. 가는 도중 창밖을 보며 산천을 바라보았다. 하필이면 11월 말이라 상록수 외에는 볼 것이 많지 않았으나 모처럼 나온 우리 부부에게는 휑한 산야가 그래도 멋져 보였다. 간혹 조심하면서 창문을 열고 운전했다. 비록 차가운 바람이었으나 코끝에 다가온 바람만큼은 맑고 시원했다.

시골로 접어들자 한적하고 조용했다. 꼬불꼬불한 길은 정감을 더했다. 목적지가 30km정도 남았다고 떴다. 갑자기 마음에 뭔가가 올라왔다.


이런 외딴곳에 아내를 두고 가야 하다니

'이런 외딴 곳에 아내를 두고 가도 되나? 혼자 지내면 외롭지 않을까?'

물론 함께하는 예의 그분이 곁에 있지만 그래도 그분은 그쪽에 거주지가 있기에 아내와는 다를 텐데…….

나는 슬쩍 말했다.

"여보, 생각보다 외진 곳이네. 조용한데다 공기가 좋아보이네."

아내는 이내 나의 마음을 눈치챘는지 일단 지내보다가 정 아니면 다른 곳이나 다시 집으로 돌아가겠다고 했다. 아내가 이곳을 처음 선택하게 된 이유는 나 때문이었다. 남편인 내가 너무 자기에게 묶이게 되는 것을 보고는 나를 조금이라도 편하게 해주려는 생각 때문이었다. 그러나 내 편에서는 아내를 이런 외딴 곳에 두고 가는 자체가 더 신경 쓰였다.

드디어 도착했다. 시설은 좋았고 병실은 넓고 깨끗했다. 사람들도 직원들도 모두가 다 친절하고 좋았다. 이미 그곳에는 암

환자들이 제법 있었다. 예의 그분은 잠시 외출중이었다.

이윽고 서울에서 딸아이도 도착했다. 아내가 그곳에 머물며 쓰기에 적당하도록 모든 물건을 셋팅하고는 주변을 산책했다. 조금 쌀쌀하기는 했으나 생각보다 춥지는 않았다. 문제는 떠나야 할 시간이 다가오자 나는 안절부절하게 되었다. 웬일인지 차마 발걸음이 떨어지지 않았다.

결국 아내가 등을 떠밀어 딸과 나는 차를 타고 서울로 향했다. 도중에 오송이나 중간지 기차역에서 나는 울산으로 내려가려고 마음먹었다. 딸과 차 안에서 여러 가지 이야기를 했다. 곧 결혼하게 될 딸아이와 함께하는 마지막 여행인 듯 여겨졌다. 우리는 서로 말이 많았다. 어떤 말이었는지는 하나도 기억이 나지 않는다. 아마 서로의 마음에 동일하게 보은에 두고 온 엄마가 신경 쓰였던 듯하다.

우리는 계속하여 길을 잘못 들어서고 길을 지나쳤다. 천안역에 도착해서는 핸드폰마저 잊어버렸다. 우리가 걸었던 동선을 따라 샅샅이 뒤지며 폰을 찾다가 나는 기차를 놓쳤다. 핸드폰을 잃어버린 딸아이를 두고 나만 떠날 수는 없었다. 카페에 들어가 우리가 앉았던 자리와 그곳의 쓰레기통까지 뒤지는 온갖 해프닝(happening)도 벌였다. 우리는 둘 다 정신을 보은에 두고 왔던 것이다.

## 아내 없이 홀로 있게 되자 더 외로워졌다

밤늦게 울산으로 되돌아온 나는 텅 빈 집에 홀로 있게 되었다. 적막강산(寂寞江山)이었다. 두고 온 아내보다 지금 홀로 있게 된 내가 갑자기 더 외로워지기 시작했다.

외로움이 몰려와 얼른 전화를 했다. 늦은 밤이었음에도 자지 않고 있었다. 잘 도착했다라며 말하는데 갑자기 코끝이 찡해왔다.

아내더러 혼자 있으니 괜찮냐?고 물었는데 그곳은 시골이라서 그런지 밤이 훨씬 검은 것 같다고 했다. 바람소리도 엄청 심하다고 했다. 예의 그분이 잠시 왔다갔으나 아무도 아는 사람이 없는지라 조금은 적적한 느낌이 들기도 한다고 말했다. 여러 가지 면역 주사와 더불어 영양 주사도 맞았다고 했다.

그러나 아내의 반응 속에 좋다는 느낌이 다가오지 않았다. 아니 괜찮다는 말도 없었다. '나도 힘들다'라고 하려다가 급히 멈추었다.

뜬눈으로 밤을 지샌 후 다음 날 아침 집을 나섰다. 병원으로 가서 환자를 보는데 웬일인지 유방암을 앓았던 분들이 많이 찾아왔다. 그들에게 진심으로 고생했다며 위로했다. 정말 장하다고 했다. 아내가 떠올랐기 때문이다. 병의 기수(stage)와 함께 어떤 종류의 치료를 했냐, 부작용은 없었느냐, 무엇이 가장 힘들더냐 등등을 물었다.

그렇게 저녁이 되었다. 아내와 통화했더니 그럭저럭 견딜 만하다고 했다. 그곳에서의 치료가 도움이 되냐, 식사는, 생활은, 예의 그분은 등등… 계속 질문을 했다. 아내는 괜찮다고 했다. 마음에 든다든지 좋다는 말은 아닌 듯 느껴졌다.

밤만 되면 세찬 바람소리와 나뭇가지가 스치는 소리, 흔들리는 소리, 짐승 소리 등등이 신경 쓰인다고 했다. 나 역시 하고 싶은 말이 많았으나 꾹 참았다.

이번에는 아내가 내게 물었다. 잠을 잘 잤냐, 식사는, 생활은, 지낼만 하냐 등등…. 마치 우리가 일 년은 떨어져 있었던 부부 같은 대화였다. 나는 모두 괜찮다라고 짧게 대답했다. 내 마음과는 정반대의 답이었다.

그렇게 3일이 지났다. 아내가 조심스럽게 말했다. 이곳 병원의 치료가 우리 병원과 크게 다를 것이 없는 듯하다고 했다. 그러므로 차라리 울산의 우리 병원에 가서 영양 주사를 맞는 것이 훨씬 나을 것 같다고 했다. 그리고 서울 사랑의 병원에 항암 주사 맞기 하루 전에 가서 면역 치료와 영양 주사를 맞으면 어떨까 생각 중이라고 했다.

나는 당신이 가장 원하는 쪽으로 했으면 좋겠다고 했다.

그래서 한숨에 내달아 아내를 데리러 보은으로 갔다. 그리고는 다시 울산으로 왔다. 3일 만에…….

## 함께 있으라, 떨어지지 말라

나는 대한민국의 부부들에게 강권하고 싶다. 가급적이면 함께 있으라. 떨어지지 말라. 육체적으로 피곤한 것이 차라리 견디기 쉽다. 정신적으로 피곤한 것은 너무 힘들다. 외로움은 가장 힘들다.

집으로 돌아온 아내는 2주, 3주 때였기에 회복도 기력도 있는 시기이기도 했지만 뭔가 모르게 조금 더 활력이 넘쳤다. 적어도 나는 그렇게 느꼈다.

보은에 다녀온 이후로 눈에 띄게 달라진 것은 운동을 더욱 열심히 하는 것이었다. 그리고 시간이 되면 가까운 곳에 산책을 갔고 나지막한 산에 올랐다. 나는 아내더러 천천히 걷고 특별히 조심하라고 했다.

이후로 나는 조금씩 나의 일을 할 수 있게 되었다. 아내 역시 보은에 다녀온 이후로 혼자 하는 일에 적응하기 시작했다. 그러나 우리 부부는 마음은 늘 함께했다.

자주 카톡으로 대화를 했다. 아내는 산책을 하며 찍은 사진들을 보내왔고 나는 그에 응답했다. 한 번의 응답으로 몇 시간의 효력을 보기도 했다.

그 후로도 아내는 5차 항암 전까지 열심히 체력을 올렸고 본인이 엄청 많은 노력을 했다. 내가 보기에 힘든 것을 하나 꼽으라면 온몸에 털이 빠지는 것이었다.

특히 눈썹이 빠지자 이마에 땀이 흐를 때마다 곧장 눈으로 들어오는 땀 때문에 무척이나 힘들어했다. 조금만 움직여도 땀이 났고 그때마다 땀은 거침없이 눈에 들어와 괴로움을 안기곤 했다. 사람에게 눈썹이 그냥 있는 것이 아님을 처절하게 깨달았다. 눈썹에게 감사를 하라.

밀었던 머리카락도 아예 몽땅 빠져 민머리가 되었다. 이를 감추기 위해 처음에는 가발을 썼지만 불편해했다. 아무 소용이 없다고 했다.

아내는 처음에 미리 가발을 여러 개 장만했었다. 내 생각에는 처음부터 가발을 맞출 필요가 없어 보였는데. 8차까지 항암 치료를 다 마친 후에 방사선 치료를 하면서 그때 천천히 가발을 해도 될 듯했었다.

물론 개인차는 있을 것이지만. 결과적으로 항암 치료 기간에 가발은 전혀 도움이 되지 않는다. 또한 방사선 치료 .시에도 마찬가지이다.

아무튼 아내는 민머리에 늘 두건을 쓰고 다녔다. 어떤 경우 두건 위에 다시 모자를 덮어쓰기도 했다. 그러다 보니 머리에 땀이 너무 많이 흘러 힘들어했다. 자주자주 몰래 머리의 땀을 닦아내곤 했다.

몰론 나는 아내의 이런 행동을 안 보는 척했고 일부러 다른 일을 하는 척하며 그 순간을 피하거나 시선을 돌리곤 했다. 아내는 남편인 내게 그런 모습을 보여주기 싫어했기 때문이다.

## 반환점인 3-4차 시기, 부부 각자의 마음을 잡는 것이 중요

돌이켜보면 항암 치료의 반환점인 3-4차 시기에는 부부 각자의 마음을 잡는 것이 특히 중요함을 강조하고 싶다. 병에 조금 익숙해져 있다고 하여 괜한 다른 시도를 하지는 말라.

즉 집을 떠나 당분간 요양병원이나 기타 다른 곳에 가서 요양하겠다거나 산으로 들어가겠다고 하지 말라. 우리 부부처럼……. 차라리 함께하며 각자가 홀로 있는 시간을 늘려가는 것이 훨씬 낫다.

떨어져 있으면 우선은 마음이 나뉘게 되고 그다음은 마음이 산란해져 상황이 훨씬 더 복잡해진다.

물론 이상한 생각이 찾아오면 즉시 마음의 적을 공격하는 것이 중요하다. 특히 부부 각자에게 다가오는 외로움은 경계해야 한다.

아무리 힘들어도 함께하면 완주 가능하며 서로를 확인하게 되고 소중함을 새록새록 더 느끼게 된다. 이것은 병의 과정에도 중요하지만 병 이후에도 중요하다.

병에서 회복되고 나면 그 후로 부부는 덤으로 사는 인생이 된다. 서로를 아끼며 사랑하며 서로에게 좀 더 기쁘게 헌신하고 살아가야 할 것이다. 인생 2막을 알차게 진정 행복하게 살기를 간절히 소망한다.

# 기준과 원칙을 정하라

정신없이 1-2차 항암 치료가 지나갔다. 아내의 경우 처음 겪게 된 상황에 낯설어했고 기력이 떨어져 가라앉기는 했으나 그래도 잘 견뎠다. 아내가 암 투병을 시작하며 우리 부부는 가장 먼저 주변 환경을 정리했다.

우리 부부를 중심으로 동심원상으로 그려보았다. 특히 만나는 사람들과 관여된 주변 환경들의 가치와 우선순위에 따라 동심원을 그렸다. 이들의 대부분은 우리 부부가 시간과 물질, 상담, 멘토링, 신앙 교육, 봉사 등등 지난날부터 섬겨왔던 것들이다. 사실 그만큼 우리 부부는 열심히 살아왔다.

지난 1-2차 항암 치료 기간에는 정신없이 정리하느라 좌충우돌했다. 정리한답시고 손을 대다보니 뒤죽박죽이 되어버렸다. 그렇게 6주가 눈 깜짝할 사이에 지나갔던 것이다.

가만히 보니 기준도 없고 모든 것이 엉망이었다. 정리한다고 했던 것이 오히려 더 힘든 상태를 초래하기도 했다.

이제 3-4차 항암 치료에 들어가기 전에 시행착오를 줄여보려고 냉정하게 다시 기준과 원칙을 정했다. 모든 것은 아내가 기준이고 중심이었다. 아내의 암 투병에 최우선순위와 가치를 두었다. 기준에 맞지 않으면 즉시 스톱했다. 원칙에 벗어나도 스톱했다.

먼저는 가족들이 역할 분담을 맡았다. 아이들은 각자의 영역에서 모든 것을 자신이 하도록 했다. 특별히 꼭 엄마와 의논해야 할 일들은 차곡차곡 모아 두었다가 반드시 해야 할 일만 꺼내도록 했다. 혹시라도 나와 해결할 일이 있으면 나와 나누었다.

이렇게 했음에도 불구하고 아내의 역할은 참으로 많기만 했다. 우스갯소리이지만 오죽하면 대부분의 가정에서 아침만 되면 여기저기서 '엄마, 엄마'라는 소리만 들린다고 할까…….

아이들은 엄마를 찾아 필요한 것과 급한 것을 요구한다. 남편은 아내에게 이것저것을 부탁한다. 그러다 보니 아침이 되면 모든 아내들은 전쟁을 치르곤 한다. 그런데도 아내들은 그 많은 요구들을 하나씩 제압해가며 극한 시간을 참으로 잘도 보내는 듯하다.

그렇게 한두 시간이 지나면 모든 것이 썰물처럼 빠져나가 고요해진다. 그렇게 조용할 수가 없다고 한다. 적막감에 마치 사막에 홀로 있는 듯한 느낌이 든다고 한다.

우리 가정의 경우에도 돌발 상황이 생겼으니 이제 후로는 아내가 대부분의 요구들을 감당하기 어려울 것이다. 그러므로 아이들의 경우 전날 저녁부터 자신의 일들을 미리미리 준비해야 할 것이다.

정말 감사하게도 우리의 상황은 아이들이 모두 장성하여 밖에 나가 있었다. 물론 늦둥이가 기숙사에 있다가 집에 올 때에는 바빴다. 그래도 막둥이는 그나마 눈치가 있어 자기 몫은 알아서 잘 챙겼다. 물론 허술한 부분이 있었으나 교육이라고 생각하며 아예 관여하지 않았다.


## 아내의 손길이 멈추자 가장 헤매는 건 나였다

가만히 보니 나의 경우가 가장 문제였다. 그즈음에 아침을 간단히 생식으로 바꾸었다. 이는 두유와 우유, 소량의 물과 텀블러만 있으면 되었기 때문이다. 흔들어 녹일 줄만 알면 만사 오케이였다. 게다가 과일은 그 전날 준비하여 냉장고에 넣어두면 그다음 날 아침 꺼내기만 하면 되었다.

아내는 아침밥을 먹지 못하는 나를 걱정했으나 실상 나는 아침을 먹고 싶은 마음이 거의 없었다. 전혀 미안할 것이 없으며 그냥 당신만 암 투병을 잘하면 된다라고 말했다.

문제는 입고 갈 옷이었다. 그동안은 매일 아내가 의상 코디를 해주었다. 그러다 보니 나의 생각이 없어진 줄 몰랐다.

지난날 나는 옷의 색깔이나 스타일 등 호불호가 제법 강했다. 그런데 어느새 아내에게 적응되어 있었고 나의 생각은 아예 사라져 있었다. 그런 줄도 몰랐다. 늘 준비해주던 그 코디에 만족하며 편하게 지내왔음을 그때서야 깨닫게 되었다.

사람을 많이 만나는 직업 특성상 아무렇게나 옷을 입기도 애매했다. 옷의 색깔도 스타일도 고르기가 만만치 않았다. 몇 번이고 스스로 해결하려 했으나 이미 오랜 기간 동안 코디의 감각은 마비되어 아예 못 쓰게 된 상태였다.

너무 힘들어 요일별로 색깔과 스타일을 코디하여 기록했다. 실컷 그렇게 준비하고서는 그냥 한 가지만 계속하여 입었다. 구김이 생겨 도저히 용납이 안될 때까지…….

신발도 양말도 문제였다. 알고 보니 신경써야.할 일이 하나둘이 아니었다. 그동안은 아내가 준비하고 그렇게 하라는 대로 했기에 아무 불편이 없어 그냥 지내왔던 것이다.

사실 이런 생각까지 하기에는 내 머릿속은 이미 너무 많은 것들이 들어 있었다. 대부분은 일상생활에 쓸데없는 것들이지만.

예를 들어 조국 대한민국을 어떻게 살리나, 우주를 어떻게 구할 것인가 등등 전혀 일상에 도움이 되지 않는 생각들이었다. 아무튼 생각이 많았던 나는 의상이나 기타 삶의 영역 등에는 생각 자체를 싫어했다. 그러다 보니 온전히 아내의 몫이 되어 있었던 것이다. 단지 몰랐을 뿐⋯⋯.

나는 진료가 끝나는 저녁이 되면 무조건 정해진 시간에 집에 들어왔다. 모든 일정이나 만남을 정리했기에 가능했다. 간혹 연락이 불쑥 오기도 했으나 정중하게 거절했다. 미리 전화로 연락이 오더라도 완곡하게 거절했다.

의료선교사인 내게는 이런저런 부탁들이 정말 많았다. 여기 저기 소개해 달라는 부탁을 제일 많이 받았다.


## 오지랖 넓게 살았던 생활을 정리하다

지난날 나는 여러 대학병원에 파견을 가서 공부를 하며 그곳 선생님들과 친하게 지냈다. 세월이 흘러 우리는 각자의 영역에서 모두가 제 역할을 감당하게 되었다. 그러다 보니 나는 대한민국의 어느 병원이라도 연결이 닿았다.

그동안 오지랖 넓게도 많은 병원의 의사들에게 정중하게 나의 환자들을 부탁했다. 교수들은 나의 얼굴 때문에 부탁받은 환자들에게 나의 얘기들을 많이 하며 아는 척을 했다고 환자들로부터 항상 듣곤 했다.

그때마다 나는 반드시 그 교수에게 전화를 걸어 고맙다고 했다. 그리고 시골 쪽으로 내려오면 만사를 제쳐놓고 일부러 만나러 갔다. 감사하며 때로는 식사를 같이 하기도 했다. 그들은 나의 순수한 면을 존중해주었고 선약을 취소하면서까지 나와의 교제를 우선하기도 했다.

문제는 엉뚱한 곳에서 일어났다. 일반적으로 내게 부탁하는 분들은 거의 한 다리 건너가거나 그들도 잘 모르는 분까지 내게 부탁을 하곤 했음을 훗날 알게 되었다.

그러다 보니 내가 소개해 주었던 분들 중에는 매너 없는 분들이 더러 있었다. 웬만하면 말을 잃는 교수들이 어떤 관계냐며 조심스럽게 묻는 일이 잦았다.

나는 일순간 멘붕에 빠지곤 했다. 혼자 삼키다가 내게 부탁한 사람에게 연락하여 물어보면 자기도 잘 모른다고 대답했다. 허한 웃음만 나왔다.

내가 환자들을 보내며 소개해주었던 분들은 대부분 대학병원의 주임과장이나 시니어 교수들이었기에 환자분들은 약간은 예의를 차려야 했다. 게다가 고생하는 레지던트들에게는 격려하며 더 젠틀하게 대해 주어야 했다.

그러나 제법 많은 분들은 대학병원에 가서 누구의 소개로 왔다며 너무 VIP대접을 요구했던 모양이다. 대학병원의 레지던트선생님들이 처음에는 응하다가 급기야는 화를 냈던 모양이다.

교수들은 내게 연락하여 조심스럽게 나의 안부를 묻다가 소개한 그 환자와 어떤 관계냐, 도대체 누구냐를 묻곤 했다. 정말 미안했다. 실상은 나도 그가 누구인지를 모르기에 더 속상했다.

어떤 경우에는 그 환자를 부탁한 분에게 전화하여 잘 부탁해 두었으니 조금만 더 절제하라고 당부하기도 했다. 그러면 나의 말을 경청하는 사람도 있었으나 오히려 역정을 내며 교수와 레지던트의 험담을 늘어놓는 사람마저 있었다.

사실 내게 부탁한 사람은 그나마 면이 있었으나 환자의 경우 자기와 아는 또 다른 사람이나 한 다리 건너의 사람들을 내게 부탁했기에 그 역시 난감하기는 마찬가지였을 것이다.

우리 병원에 소개받아 오는 환자 중에도 이런 류는 제법 많다. 이런 종류의 상처를 얘기하라면 끝이 없을 정도이다. 조금씩 세월이 흐르며 직접 관계가 아니면 의사나 병원 소개를 정중하게 거절했다.

아무튼 이 모든 일들을 아내의 투병 이후로는 아예 중단했다. 오로지 아내에게만 집중하고 싶었다.

사실 아내의 투병 기간 동안에도 이런저런 많은 부탁을 받았으나 그때마다 나의 사정을 간략히 말하고는 정중하게 거절했다. 대부분 수긍했으나 놀랍게 예외도 있었다. 연락만 해주면 안 되겠느냐며 끈질기게 부탁하기도 했다.

이런 일들이 반복되자 약간 마음이 상하여 주변 정리를 과감하게 했다. 아예 전화번호부터 다 지웠다. 정말 가까운 분들 외에는 연락 자체를 끊었다.

일부 집요한 분들은 문자를 보내기도 했고 이따금은 과격한 언어도 있었다. 결별이니 다시는 안 본다느니 등등 온갖 불평을 늘어놓았으나 더 이상 신경 쓰지 않았다.

어차피 그런 류의 사람들은 필요할 때만 연락했기에 있어도 그만이었고 없으면 더 좋았다. 이렇게까지 하고서도 그들은 언제든지 자기가 아쉬우면 언제 그랬느냐는 듯이 다시 뻔뻔하게 전화를 걸어왔다.


아내의 투병을 계기로 진짜와 가짜의 인맥을 알게 되다

나는 예수쟁이였기에 그렇게 호구로 살아왔다. 알고도 속았고 모르고도 속았다. 그러나 이제 나의 아내가 암 투병을 하게 되자 내 코가 석자가 된 것이다. 더 이상 그들의 부탁을 들을 여유가 없게 되었다. 오히려 그들에게 부탁을 해야 할 지경에 이르렀다.

신기하게도 내가 뭔가를 부탁하면 대부분 처음에는 긍정이었으나 며칠이 지나도록 아무런 답이 없었다. 뒤끝을 흐렸다. 된다는 것인지 안 된다는 것인지가 분명치 않았다. 분명 된다고 말해 놓고는 아예 연락이 없을 때가 많았다.

특히 금전적인 문제는 확연하게 그랬다. 부탁 후 기다리는 동안의 조바심을 생각하면 지금도 씁쓸하다.

그 후로도 거의 동일한 패턴이 계속되자 그들의 긍정인 듯 부정하는 거절의 의미를 알게 되었다. 나는 세상을 잘 몰랐던 것이다. 세상은 그렇게 긍정하듯이 거절한다는 것을…….

지난날의 아픈 기억이 또 있다. IMF가 오기 전 내 주변의 많은 사람들은 내게 도움을 제법 받았다. 많은 경우 아무 조건 없이 그냥 주었다. 가까웠던 세 명에게는 보증을 섰다. 그들로 인해 IMF 후 모든 것이 내게 덮쳤다. 그동안 쌓아둔 모든 것이 한방에 날라갔다. 보증의 책임과 함께…….

그래도 나는 씩씩하게 다시 일어섰다. 차고 나가는 그 과정에서 지난날 내게 도움을 받았던 사람들에게 헬프(help)를 요청했다. 흔쾌히 도와줄 줄 알았다. 왜냐하면 그들이 내게 빚진 것이 훨씬 많았고 이전에 내가 해준 것보다 훨씬 적은 도움을 요청했기 때문이다.

그런 나는 전화를 걸어 아무렇지 않게 부탁했다. 그들도 흔쾌히 약속했다. 그런데 역시 며칠이 지나도록 아무 소식이 없었다. 결국 다시 전화를 했다. 웬일인지 전화를 잘 받지 않았다. 몇 번을 통화하여 겨우 목소리를 들었다.

더욱 놀란 것은 그다음이었다. 대부분 친구들의 대답이 짜 맞추기라도 하듯 비슷했기 때문이다.

정말 헷갈렸다.

'아내가 인감을 가지고 친정으로 가버렸다느니, 자신도 현재 힘들어 도울 수 없다느니, 지금은 시기가 안 좋다느니, 다음에 해주겠다는 등등……'

거의 비슷비슷한 말들이었다. 간혹 처음에 차마 거절하기가 어려워 그냥 '말로만 했던 것이다'라고도 했다.

당시 그들의 생활 수준으로 볼 때 그 정도는 가능해 보였는데…….

게다가 그들이 어려웠을 때 나는 여유가 있어서 그들을 도운 것이 아니었다. 그저 내가 할 수 있는 최선을 다했었다. 그래서 지금의 그들이 되었는데……. 지금 내가 부탁하는 것은 지난날 그들에게 해주었던 것의 1/2에 지나지 않는 것이다.


힘들 때 등을 돌리는 사람들에게 받은 상처는 컸다

결국 시간이 지날수록 내게는 상처만 남게 되었다. 과연 나는 이 친구들과 어떤 관계였던가?

이해할 수 없는 나날이 계속되자 많이 아팠다. 나는 나약한 인간의 적나라함을 보았다. 역시 인간은 신뢰의 대상이 아님을 처절하게 깨닫게 되었다.

"어이, 너 나 못 믿냐?"라고 물으면 나의 대답은 간단하다.

"그렇다. 난 너를 안 믿는다."

사실 당시의 상황에 정말 기가 찼다.

대체 뭐지?

그 일 이후로 나는 친구들과의 만남과 교제를 찬찬히 점검했다. 생각 외로 헷갈리는 관계가 많았다. 왜 내가 그들과 친구여야 하나? 진정한 친구인가? 자신이 없었다. 내가 그들을 대하는 것과 그들이 나를 대하는 태도의 간격(gap)을 극복하기 힘들었다. 가만히 보니 '기울어진 운동장'처럼 그들은 내게 기대고만 있었다.

친척들과의 만남과 교제도 되짚어보았다. 이미 제법 많은 친척들은 내게서 돈을 많이 빌려간 후 갚지 못했기에 자연스럽게 연락이 뜸한 상태였다. 간혹 다시 빌려달라는 연락이 오곤 했으나 더 이상 관계하지는 않았다.

사실 나는 애초부터 돈을 받으려는 생각이 없었다. 그냥 살아 있는 동안 갚으라고 한 것뿐이다. 시기도 방법도 정하지 않았다. 그랬음에도 그들은 내게 항상 뒤끝을 흐렸다.

그 후로 나는 내게 도움을 받았던 주변에 일부러 여러 가지 부탁들을 해 보았다. 거의 비슷한 공통점은 돈이 개입된 일은 쉽지 않았다는 것이다. 그러나 돈이 들어가지 않는 일들에는 제법 도움이 있었다. 결국 세상에서는 돈이 가장 우위임을 확인하게 되었다.

맘몬(Mammon)!

Money talks.

성경은 돈으로 친구를 사라고 했는데…….

난 그렇게 살아왔다. 적어도 많이 몸부림쳤다. 그런데 가만히
보니 지금 열매가 거의 없다는 것이 정말 놀랍다.

그리하여 나는 친구나 지인들과의 만남과 교제는 거의 다 줄
여버렸다. 지금 내게 남아 있는 소수의 친구들만이 진짜일 듯
하다.

남은 여생만큼은 아내와 소수의 친구들에게만 집중하고 싶
다. 나머지는 지금까지만으로 다한 것이라고 생각하고 있다.
이제는 쓸데없는 곳에 시간과 물질을 낭비하고 싶지 않다. 그
런 여유도 없다.

## 주변 정리를 할 때는 우선순위를 정하라

멘토링하던 멘티들과의 만남과 교제도 다시 점검했다. 우리
부부에게는 소중한 멘티들이 있다. 사실 너무 많다. 그동안 멘
토링에 삶의 대부분을 투자해왔기 때문이다.

이번 일을 계기로 찬찬히 점검했다. 그 후 일방적으로 너무
기대기만 하거나 상호 간에 피드백이 없었던 멘티들은 당분간
만남을 보류하기로 리스트에 올렸다.

그동안 우리 부부는 해야 할 것과 하지 말아야 할 것에 보란 듯이 솔선수범하며 살아왔다. 수준에 맞지 않게 최대한 절제를 하며 살아왔다.

현재 만남과 교제를 계속하는 멘티들은 우리와 함께 살아온 그리고 살아가는 소중한 젊은 부부들이다. 이들에 대한 우리 부부의 애정은 남다르다. 그들 또한 우리 부부의 수치와 허물을 모두 함께 안고 살아가고 있다.

이들 멘티 부부와는 정기적으로 만난다. 원근 각처에서 먼 길을 마다않고 약속이 되면 집으로 찾아온다. 그들과 만나면 편안하다. 힘이 난다.

사실 그들은 하나같이 바쁘다. 힘든 세상 속에서 열심히 구별되게 살아가는 멘티 부부들이기 때문이다. 그들을 만나면 그저 좋다. 섣부른 충고나 상담, 위로보다는 그냥 그 자리에 함께 있음이 자랑스럽고 좋다. 혹 어려운 일이 있으면 그냥 함께 아파하며 함께 곁에 있어 준다.

주변 사람들을 정리한 후 사역을 점검해 보았다. 그 많던 아내의 사역도 나의 사역도 일단 모두 다 내려놓았다. 누군가가 '그러다 보면 잊혀진다'고 했다. 난 피식 웃었다. 그게 무슨 상관이람…….

3주에 한 번씩하는 항암 치료인지라 수술 후 항암 치료에 들어간 지가 점점 더 꽤 오래인 것처럼 느껴지고 있다.

4주차 항암 치료로 들어서자 주변 정리 후 몇 개월이 지나다 보니 많이 오던 연락은 제법 뜸해졌다. 대신 카톡으로 연락이 많았다. 일일이 답하지 않았다. 그럴 필요도 그럴 이유도 없었다. 그저 마음으로만 감사했고 또 감사했다.

### 감동을 주는 사람도 있었다

기억에 남는 감동이 있다. 오랜 친구의 부인인데 아내를 간병해주기 위해 오겠다고 했다. 그 친구는 아들 둘을 이미 결혼시켰기에 약간은 여유가 있었다. 게다가 오랜 기간 공직에 있다가 퇴직하여 비교적 시간적 여유도 있었다. 그럼에도 불구하고 그런 마음 씀씀이는 정말 드문데…….

막상 우리 부부가 어려움에 처해 보니 우리를 둘러싼 거의 대부분의 주변 사람들과 환경들은 있어도 그만 없어도 그만이었음을 알게 되었다.

그런 그룹들일지라도 지금까지 지내온 것이 그저 감사일 뿐. 물론 그들에게 했던 많은 도움들은 피드백으로 돌아오지 않았다. 특히 물질에 관해서는.

전도서 11장 1-2절에는 "너는 네 식물을 물 위에 던지라 여러 날 후에 도로 찾으리라 일곱에게나 여덟에게 나눠줄지어다 무슨 재앙이 땅에 임할는지 네가 알지 못함이니라"고 했는데 아

직 여러 날이 되지 않았는지 아니면 일곱 여덟을 지나 열을 해
버려서 아직 오지 않는 것인지…….

# 변화를 인정하라

어느 날 아무렇지도 않게 가슴이 이상하다고 했던 아내가 암 진단을 받고 수술하고 항암 치료에 들어선 지도 수개월이 되었다. 그동안 많은 것들을 한꺼번에 정리한 탓에 우리 부부에게는 제법 변화가 있었다. 처음에는 그 변화에 적응하느라 힘들었고 간간이 변화를 인정하는 것도 힘들었다.

서울의 큰 병원에서 다시 확진을 받고 수술 날짜를 잡은 후 기다리는 동안 나도 아내도 마음이 뒤숭숭했다. 그때 우리는 함께했다. 나는 아내를 위로하며 든든히 지원해주었다.

우리는 자주자주 손을 잡고 기도했다. 아내의 수술과 수술 후의 예후, 그리고 항암 치료와 방사선 치료까지 잘 견디게 해달라고 간구했다.

약간 앞서가며 아내와 미래를 계획하기도 했다. 어찌보면 부질없는 일인데…….

수술 전에도 수술하는 동안에도 수술 후에도 매번 아내와 함께했다. 입원실에서도 함께했다. 퇴원 후에도 아내와 함께했다. 그리고 1차, 2차, 3차, 4차 항암 치료에까지. 물론 '함께하라'는 것은 시간적 공간적 연속성만을 의미하지는 않는다.

아무튼 아내 편에서는 어떻게 평가할지 몰라도 적어도 내 편에서는 신경을 제법 썼다.

그런 나의 마음을 알고는 아내가 자주자주 고마워해 주었다. 그것이 더 고마웠다. 사실 아무리 남편이라고 해도 아내의 깊은 마음을 다 알지는 못할 것이다.

팩트를 보자면 나는 아내를 거의 잘 모르는 남편이다. 그렇기에 어설프게나마 조금 더 노력했는지도 모르겠다. 아무튼 서툰 몸짓이나마 아내가 기뻐해 주었고 무엇보다도 나 스스로도 기뻤다.


앞서가라

무엇이든지 아내가 말하기 전에 앞서가라. 그런 말과 행동이 중요하다. 아내의 마음을 깊이 예상해보고 틀릴지언정 앞서감이 필요하다. 그런 마음가짐이 중요하다.

정 모르겠으면 아내에게 살짝 물어도 된다. 물론 그렇게 물어보는 순간 이미 앞서가는 것은 아니겠지만……. 그런데 아내

편에서는 그런 몸부림조차도 앞서가는 것으로 받아들인다.

나의 아내는 앞서 행하는 몸부림의 결과보다는 몸부림 그 자체를 소중하게 여겨주었다. 그러므로 앞서가라. 마음껏 앞서가라. 그런 앞서감은 실수해도 좋은 것이고 넘어지는 것도 아름다운 것이다.

그렇게 앞서가라. 아내가 항암 투병에서 승리하는 그날까지, 그리고 이후에도 그렇게 살아가라.

남편의 경우 그런 앞서가는 마음과 행동, 즉 언행(言行)심사(心思)의 습관화는 종국적으로 전문가 수준에 이르게 되어 부부에게는 행복에의 귀한 자양분이 될 것이다. 그렇게 항암 치료 후의 여생에까지 행복이 있기를 바란다.


함께하라

언제 어디서나 몸과 마음의 함께함이 중요하다. 아내가 혼자 있게 되거나 외롭다는 생각이 들지 않게 해야 한다. 병이 있을 때 특히 암의 경우에는 생명과 직결되므로 홀로 있으면 쓸쓸해진다.

금방 외로움이 몰려든다. 나만 홀로 병에 걸려 있고 외딴 곳에 떨어져 있다는 생각에 사로잡히면 곧장 우울증에 빠지게 된다. 그러다 보면 수술이나 항암 치료를 하기도 전에 벌써 의욕이 상실되어 손을 놓아버리게 된다. 그러면 긴긴 항암 치료의 기간을 견뎌내지 못한다.

항암 치료를 하다보면 너무 힘들어 견디다 못해 포기하려고 할 수 있다. 항암제의 부작용이 엄습하기 시작하면 그때는 최악으로 치닫게 된다. 입맛이 없어 먹지도 못하고 고통으로 자지도 못하게 되면 예민해진다. 점점 심해지면 그다음 차순의 항암 치료는 망설일 수밖에 없다.

그때마다 몸속에 있는 암세포는 쾌재(快哉)를 부른다.

암에게 허점을 보이지 말라. 암(cancer)이란 병은 말 그대로 '병마(病魔)'이다. 마귀(魔鬼)라는 의미이다.

마귀는 인간이 잘 되는 것을 결코 보지 못하는 속성이 있다. 병마는 인간이 나약해지는 순간을 결코 놓치지 않는다. 틈을 타는 명수이다. 기회를 헤집고 들어오는 아주 고약한 녀석이다.

부부가 함께함으로 그 사이를 벌려놓지 말라. 틈을 주지 말라. 그래야 병마가 부부 사이에 들어오지 못한다. 언제나 언행(言行)심사(心思)에 신중하고 늘 함께하라.


지원하라

남편은 가정의 기둥이다. 동시에 아내의 든든한 버팀목이다.

그러기에 지난날 처녀였던 아내는 듬직한 지금의 남편인 당신에게 자신의 일생을 맡긴 것이다.

한 사람이 한 사람에게 일생을 맡긴다는 것은 어찌보면 무모한 일이다. 아주 위험할 뿐 아니라 거의 밑지는 장사일 수 있다. 한 사람에게 고착되면 자신의 모든 것이 변해버리기 때문이다. 조금 더 적나라하게 표현하자면 한 사람의 운명이 바뀌게 될 수 있다.

내가 잘 알고 있는 한 사람은 최근에 유기견을 받아들였다. 그 녀석은 첫 번째 주인에게 실컷 두들겨 맞다가 버림까지 당했다. 두 번째 주인으로부터는 사료비 등 전반적인 상황이 어렵게 되다보니 감당이 안 되어 버림받았다. 종국적으로 유기견 보호센터의 보호를 받다가 안락사로 죽게 될 처지까지 이르렀다. 그때 지금의 내가 잘 아는 세 번째 주인을 만나게 되었다. 자초지종 사연을 다 들은 지인은 얼른 그 개를 입양했다.

주인은 따뜻한 마음을 지닌 사람이었다. 경제적으로도 그리 빡빡하지 않았다. 이전의 주인들에게 받은 상처에 대해 센터로부터 들었던 나의 지인은 더욱 신경을 쓰며 세심하게 돌보았다. 심지어는 유기견 프로그램을 보며 공부하기도 했다. 그러다 보니 그 유기견은 완전 팔자가 바뀌게 되었다.

나는 그의 집을 간혹 방문했는데 그 유기견의 과거력을 알고 있는 나로서는 매번 놀랐다. 나는 종종 말했다.

"저 강아지는 드디어 팔자가 폈다. 좋은 주인을 만나 완전히 운명이 바뀌었구나."

아내를 강아지로 격하시켰다고 몽니 부리지는 말라. 그런 의도가 아니라 한낱 미물도 만남이 너무 중요하다는 것을 말하고 싶은 것이다. 누구를 만났느냐에 따라 상황이 완전히 바뀌게 된다는 것이다.

아내들의 경우 대부분 지금의 사랑하는 남편들을 만나 선택 후 아이를 낳고 지금까지 행복하게 살아왔을 것이다. 그러다 갑자기 암에 걸렸을 것이다.

암이란 자칫 목숨이 위험할 수도 있는 병이다. 그런 절체절명의 순간에 아내들이 선택한 지금의 든든한 남편이 곁에서 지원해 준다는 사실을 생각해보라. 암 투병 과정에서 너무나 큰 힘이 될 것이다.

아내를 묵묵히 그리고 든든히 지원해주라. 때로는 말없이 자주자주 다정다감한 말로써 위로하고 격려해주라. 그런 가운데 아내 몸속의 암세포는 기력을 잃어가고 하나둘 사라져 갈 것이다. 반면에 그 반대의 경우라면 아내는 기력을 잃어가고 아내 몸속의 암세포는 점점 더 득세하며 살아날 것이다.

지금!

선택하라!

대한민국의 남편들이여, 누구를 살릴 것인가? 누구를 살리고 싶은가? 암세포인가? 아내인가?

### 3-4차 항암 치료 후의 암 투병 기간

드디어, 3-4차 항암 치료 후의 암 투병 기간에 들어갔다. 가만히 복기해보니 이때조차도 여전히 꿈을 꾸듯 현실 인식에 대한 부족은 물론이요 적응 또한 덜 되었다. 지난 시절은 아예 기억조차 없는 듯했다. 소중한 부부들이여, 빨리 변화에 적응하라. 그럴수록 덜 힘들다.

1차 항암 치료 후에는 아내에게 무엇이 달라질지, 아내가 어떻게 달라질지 몰라 긴장하다보니 정신없이 지나갔다. 그래서 아내 곁에서 면밀히 관찰하며 함께했다.

아내는 생각보다 잘 견뎠으나 본인도 약간은 긴장하는 듯했다. 모든 가족이 아내에게 알게 모르게 집중했다. 아이들이 워낙 다정다감하기에 엄마에게 신경을 많이 썼다. 특히 딸아이는 더욱 그랬다.

2차 항암 치료 시기에는 그나마 낯설지는 않았으나 1차 때보다는 아내가 조금 더 힘들어했다. 그래서 아이들도 나도 조금 더 집중하며 관심을 표했다.

이런저런 이야기를 하며 아내를 격려하곤 했다. 암으로 인한 고통에서 벗어나게 해 주려고 쓸데없이 이런저런 화제를 일부러 떠올리기도 했다. 가급적이면 부정적인 이야기는 삼갔다.


## 아내는 잘 견디어 냈다

나의 경우 쓸데없는 화제로 시간 때우는 것을 참지 못하는 성미이다. 그러나 아내가 아픈 이후로는 나라와 민족, 열방을 구하는 이야기는 오히려 조금 더 자제했다. 실없어 보이는 이야기는 일부러 자주 했다. 그렇게 시간은 흘러갔다.

이때까지만 해도 항암 치료의 차 수가 낮아 아내도 나도 임상적 증상에 대해 잘 몰랐다. 그러나 일관된 것 중 하나는 항암 치료 후 1주 때에는 힘들어했고 기력이 방전되기라도 하듯 풀이 죽는 것이었다.

축 늘어진 아내를 볼 때마다 함께하는 것이 어려웠다. 당황스럽기도 했다. 앞서가며 무엇이라도 해주고 싶었으나 귀찮을 듯이 보였다.

간혹 앞서가는 그 자체가 더 힘들 것 같아 그냥 숨죽이며 곁에서 5분 대기조로 기다렸다. 그러나 언제든지 남편이 필요하면 곧장 나타나 해결하겠다는 든든한 지원의 자세만큼은 잊지 않으려 몸부림쳤다.

아내와 나지막한 산을 자주 찾았는데 그때마다 새싹을 찾곤 했다. 그러다가 자그마한 새싹을 발견하기라도 하면 마치 아내

몸속의 정상 세포가 되살아나기라도 하듯 환호성을 질렀다.

　모르긴 해도 아마 그때마다 1조 개 정도의 세포가 살아났을 것이다. 참고로 인체에는 약 100조 개의 세포가 있다. 세포(somatic cell)의 주기(life cycle)는 약 4주인데 이틀에 한 번씩 새싹을 발견하게 되면 아내가 수술, 항암 치료와 방사선 치료가 끝나는 날 몸의 세포가 몽땅 새롭게 바뀔 것 같았다. 의학적 소견이 아니라 우리 부부의 기대치였다.

　그렇게 3차 항암 치료가 끝나고 4차 항암 치료를 마칠 즈음 패턴에 점점 더 익숙해져 가게 되었다. 그리하여 4차 항암 치료 후 첫 주 차에는 가능한 한 모든 활동을 줄였다.

　판교 사랑의 병원에서 지속적으로 했던 면역 치료가 많은 도움이 되었다. 음식에도 신경을 쓰며 억지로라도 약을 먹듯이 밥을 권했다. 혀끝의 맛이 사라지고 통증이 있어 많은 애를 먹곤 했다. 그래도 아내는 잘 견디어 냈다.

　이후 5차부터는 항암제가 바뀌게 된다. 그래서 약간 더 긴장을 했다. 막 익숙해지려는 찰나에 약이 바뀌게 되니 아내는 또 새로운 환경에 적응해야만 했다.

　앞서 항암 치료를 했던 분들의 경험담은 개인차로 인해 정말 다양했다. 훨씬 쉽다고도 했다. 아니 훨씬 견디기 어려워 진통제에 의존했다는 말도 들렸다.

　의사인 나는 이미 부작용 등 모든 것에 대해 다 공부하여 알고는 있었으나 개인차가 있음을 감안하여 아예 함구하고 있었다.

## 돌발 상황, 고열

드디어 5차 항암 치료를 시작할 즈음 돌발 상황이 생겨 버렸다. 아내에게서 고열(high fever)이 발생한 것이다. 암환자에게 가장 무서운 것이 고열이다.

이미 단단히 주의를 받고 사전 지식이 있어 아주 놀라지는 않았으나 열이 올라가는 속도가 비정상적이었다. 해열제는 그다지 효과를 내지 못해 밤새 앓다가 새벽에 응급실을 통해 입원했다.

인간의 삶에는 상상치도 못할 돌발 상황이 있음을 또다시 처절하게 느끼게 되었다. 우리네 인생이란 아무리 원해도 안 되는 것이 있는가 하면 원하지 않더라도 돌발 상황이 바로 들이닥칠 때도 있다. 그렇기에 삶과 죽음에 관해 탐구하지 않는 것은 무모한 일이다.

지식인의 삶이 아니다. 죽음을 받아들이고 죽음 이후의 삶을 살피고 정립하면 길지 않은 한 번의 유한된 삶이 더욱 소중함을 알게 될 것이다.

당신은 죽음을 맞이할 준비가 되었는가?

죽음 이후의 세계를 확신하는가?

더하여 나처럼 영생(永生)에 대해 자신이 있다면…….

금상첨화(錦上添花)

# 남은 치료를 대비하여
# 체력을 비축하라

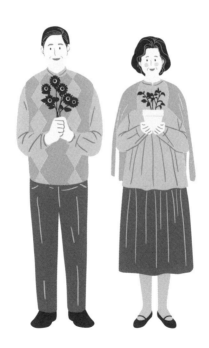

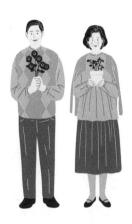

체력이 떨어지기 시작하는 시기이다.
적극적으로 운동하며 체력을 보충해야 한다.
손을 잡고 함께 산책하는 것을 습관화하라.
사소한 이야기를 나누라.

# 적극적으로 운동하라

어느 날 갑작스럽게 예고 없이 찾아왔던 돌발적인 아내의 암 투병이 절반을 지나게 되는 5차 항암 치료를 맞게 되었다. 이때쯤이면 병에 대해 자타가 공인할 정도로 지식이 축적되는 시기이다.

그러다 보면 교만이 하늘에까지 닿게 되어 웬만해선 누구의 충고에도 귀를 기울이려 하지 않게 된다. 심지어는 주치의를 가르치려 달려들기도 한다. 지독한 교만병이다.

유방암에 대하여 만큼은 지독한 임상 체험과 함께 인체 실습이라는 항암 치료까지 받았으니……

정반대로 이 무렵은 그동안 받았던 항암 치료의 누적으로 인해 체력이 소진되며 제법 지치다보니 약간 조급해지기 시작하는 때이다. '비법'이나 '특효'라는 단어들이 귀에 잘 들리기도 했다.

기존의 치료에 대해 흔들리는 것보다 더 심각한 것은 교만병인데 이는 암보다 더 치명적이다.

제 1장 1-2차 항암 치료의 첫 꼭지에서는 '병(유방암)을 알고 병을 대비하라'에 대해 기술하며 유방암에 대한 개괄적인 정보들을 적었다. 즉 유방암에 대한 전반적인 상식과 진단과 치료, 수술, 처음 맞게 된 1-2차 항암 치료에 관한 것들이었다. 또한 유방암의 발견과 진단, 검사 과정 및 확진 후 수술과 항암 치료를 할 병원 선정, 주치의 선정, 본인과 보호자의 마음잡기 등이었다.

3-4차 항암 치료 기간을 통하여는 특히 부부간에 일어난 많은 변화에 적응하라는 것이었다. 투병하는 아내를 중심으로 모든 일과와 일정을 조정하라고 했다.


## 5-6차 항암 치료 기간, 체력을 보충할 때

5-6차 항암 치료 기간을 통하여는 서서히 체력이 떨어지는 때이므로 적극적으로 운동을 해야 한다. 동시에 유방암에 관한 지식은 더 이상 배울 것이 없다고 생각하지 말고 천천히 하나씩 쌓아가는 것이 좋다. 다시 말하지만 이 시기는 운동을 통해 떨어진 체력을 보충하고 더 보강하여 앞으로의 치료에 적극적으로 대처해야 할 때이다.

아내의 경우 4차 항암 치료 후 암환자에게 가장 안 좋은 고열이 생겨 응급실로 가서 입원하여 상당히 놀랐었다. 열이 나면 곧장 항암 치료를 받고 있는 곳의 응급실에 가는 것이 좋다. 그곳에는 따로 시스템이 갖추어져 있어 메뉴얼에 따라 검사와 함께 입원을 하도록 되어 있다.

마침 4차 항암 치료 후에 아내에게 고열이 있었기에 이런 시스템을 알게 되었던 것이다. 당연히 열이 없었다면 몰랐을 것이다.

이때 만약 지방에 있어서 항암 치료를 받는 서울의 병원 응급실에 갈 수 없는 경우라면 주변의 종합병원 어디든 응급실에 가서 암환자임을 밝힌 후 검사를 요구하면 대부분의 병원은 이미 다 알기에 과정을 밟아준다는 것도 알게 되었다.


## 돌발 상황에 대비하려면 살고 있는 지역의 병원을 정하라

물론 가장 좋은 것은 항암 치료를 받고 있는 병원의 응급실에 가는 것이다. 그곳에는 이미 환자의 정보가 있어 메뉴얼과 함께 훨씬 편하기 때문이다.

그리고 보면 지방사람의 경우 약간 불편하다. 그러므로 나는 치료가 가능한 암의 경우, 항암 치료만큼은 자신이 살고 있는 지역의 종합병원이나 대학병원을 권유하고 있다. 그도 그럴 것이 항암 치료의 경우 항암제나 치료 방법 등은 메뉴얼로 이미 나와 있고 유방암학회차원에서 거의 비슷비슷하게 해놓았기 때문이다.

단지 병원의 의사선생님이나 시스템의 크기 정도의 차이만 있을 뿐이다. 그렇기에 가능하다면 서울도 좋으나 너무 억지로 서울을 고집하다보면 암 투병의 긴 기간 동안 돌발 상황이 생길 때마다 너무 당황스럽게 된다.

우리 부부의 경우에는 마침 그때 그다음 차순의 항암 치료 전 전날이었고 내가 서울에 강사로 참여해야 할 학회가 있어 아내와 동행하던 중 열이 난 경우였기에 그나마 조치가 쉬웠던 것이다. 나의 아내는 서울에서 수술과 항암 치료를 했었다.

되돌아보면 의사인 나도 그날 밤만큼은 당황했다.

처음에는 열이 약으로 해결될 줄 알았다. 의사였던 나조차도 환자에 대하여도 병에 대하여도 모르는 것이 많았다는 방증이다.

열(fever) 정도는 그러다가 그냥 지나가려니 했었던 것이다. 더 나아가 이틀 후면 치료받고 있던 병원을 가려던 참이었다. 그러다가 정 안 되면 친구나 선후배들이 전국의 병원에 있기에 가까운 병원에 가면 된다는 생각도 있었다.

그러다가 열이 지속되자 다른 생각들은 그만두고 치료하던 병원을 선택했다. 곧장 응급실로 갔더니 항암 치료를 받던 환자가 열이 나면 어떤 처치를 해야 하는지 이미 응급실에는 매뉴얼이 갖추어져 있었다. 그런 시스템이 있을 줄은 그때까지 모르고 있었다.


## 의사로서의 교만을 걷어차 버리게 했던 고열 사건

다시 말하지만 암환자의 고열은 일반인과는 확연히 다름을 기억해야 한다. 의사였던 나조차도 처음에는 '열쯤이야' 정도로 가볍게 여겼다.

그러나 암환자의 경우 면역 상태가 상당히 저하되어 있는 데다가 한번 열이 오르면 웬만한 해열제로는 어림도 없음을 알게 된 것이다. 게다가 약만 먹을 것이 아니라 반드시 메뉴얼대로 정식 검사를 수반해야 하는 것도 알게 되었다.

결국 병에 대해 많이 알고 있다라고 생각했던 교만은 깨끗하게 걷어차 버렸다. 그냥 겸손하게 완주하는 그날까지 아니 그 후의 추시 검사까지도 시키는 대로 차분하게 가기로 마음먹었다.

그렇게 고열로 인해 5차 항암 치료는 한 주간 연기되었다. 이때 우리 부부는 일주일 동안 조심도 했지만 운동을 더욱 열심히 했다. 결국 체력이 떨어지면 면역이 약해져 열도 나고 그다음 차순의 항암 치료도 연기될 수밖에 없는 것이다.

5차 항암 치료부터는 항암제가 바뀌었다.

도세탁셀(Docetaxel, DOC, 탁산계 항암제로 Taxotere, TXT)이다. 과민 반응이 있을 수 있으나 이를 예방하기 위해 전처치로 스테로이드와 항히스타민제를 사용한다. 나의 아내는 한 움큼씩 스테로이드제를 먹었다.

확실히 항암제가 바뀐 후 아내가 느끼는 부작용이 이전과는 달랐다. 지금까지는 기력이 없고 지쳤던 것이 주 증상이라면 5차 항암 치료부터는 첫 주 차부터 기력의 떨어짐과 함께 손끝, 발끝, 혀끝 등의 무딘 감각(numbness)과 저린 감각(tingling sensation)등 말초신경염이 아내를 괴롭혔다.

반복되며 점점 더 심해졌다. 이상감각(paresthesia)이 아내를 짓눌렀다.

이때 주의해야 할 것이 있다. 칼이나 가위 등 날카로운 도구 사용을 자제해야 한다. 외출 시 반드시 양말을 신고 운동화를 착용하는 것이 좋다. 맨발로 딱딱한 신발을 신는 것은 금물이다. 슬리퍼도 피해야 한다.

손발톱의 변화가 심한데 특히 아내의 경우 발톱이 심했다. 들뜨기도 하고 염증이 심했고 색깔도 누렇게 검게 변했다. 보호용 매니큐어가 도움이 되기도 하지만 염증을 초래하기도 한다는 점을 기억해야 한다.

더하여 온몸의 관절통(arthralgia)과 근육통(myalgia)이 가중되었고 힘들어했다. 자주 '몸이 땅바닥에 붙어서 안 떨어진다, 꼼짝하기가 싫다, 눈 뜨기도 싫고 숨 쉬는 것도 싫다' 등등을 호소했다. 이 부분은 나의 전공분야이지만 암환자인 아내의 경우인지라 여러 가지를 고려해야만 했다.

아프다고 무턱대고 약을 쓰기에는 아내의 상태가 그리 좋지 않았다. 그렇다고 통증을 참으라고 하는 것은 폭력이다.

사실 지난날부터 나는 의사로서 환자가 병원에 왔을 때 '신경성이라느니' 아무것도 아니라며 '참으라'고 말하는 것을 가장 싫어했다.

지난날 적어도 그런 류의 의사는 되지 말라고 나는 제자들에게 가르쳤다. 그런 의사를 가리켜 '공감능력이 결여된 사람'이라며 디스하기도 했다. 만약 환자가 참을 수 있었으면 구태여 병원을 방문해 시간과 돈을 허비하지도 않았을 것이다.


기력이 떨어지기 시작하는 5차 항암 치료

5차 항암 치료 후부터는 웬만해선 아프다는 소리를 하지 않는 아내조차도 많이 힘들어했다. 기력은 떨어지고 통증은 심하고. 설상가상(雪上加霜)이었다.

자주자주 아내는 발끝을 만졌다. 아프다 보니 잘 걸으려고 하지도 않았다. 그런 아내를 보며 위로와 함께 자주 발을 만져 주었다. 손이 저릴 정도로 오랫동안 살살 만져 주었다. 발바닥을 콕콕 자극해주면 시원하다고 했다. 그러다 보면 아내는 잠이 들었다. 아내는 잠든 시간을 제외하고는 계속 아파하고 힘들어했다. 내가 힘들까 봐 나 몰래 진통제를 먹는 듯했다.

나는 어쩔 수 없을 때만 먹으라고 했다. 내가 만져줄 테니 잠이 오면 그냥 자라고 했다. 아내가 잠이 들면 나도 잠시 쉴 겸 살짝 일어서려고 했다. 그때마다 아내는 아픈지 다시 깨곤 하여 이러지도 못하고 저러지도 못한 적이 잦았다. 그 자리에 꼼짝없이 앉아 있어야만 했던 적도 한두 번이 아니었다.

그렇게 시간이 흘러 2주가 되었다. 기력은 올라오는 듯했으나 근육통과 관절통, 말초(손과 발끝)의 통증은 쉽게 사라지지 않았고 혀끝의 맛은 잘 돌아오지 않았다.

함께하지 않을 때에는 특별히 조심할 것을 당부하곤 했다. 천천히 걷고 특히 주변을 잘 살피라고 했다.

당황하면 넘어지거나 돌발 상황이 발생할 수 있다며 지나치게 당부의 말을 많이 했다. 돌을 밟지 말고 울퉁불퉁한 땅은 피하라고 했다.

3주가 되자 기력은 많이 회복되는 듯했다. 통증은 확연히 줄었으나 감각의 이상은 여전하다고 했다.

치료 후 일주일은 근육통과 관절통, 무력감에 시달렸다

드디어 6차 항암 치료의 날이 다가왔다. 아내도 나도 떨렸다. 하루 전에 올라가 판교 사랑의 병원에서 몇 시간동안 꾸준히 면역 치료를 했다.

자정부터는 역시 금식을 했다. 그다음 날 아침에 검사 후 오후에 외래 진료를 하고는 예의 그 주사실로 이동하여 항암 주사를 맞았다. 가만히 보면 면역 치료가 도움이 된 듯 보였고 아내는 잘 버텨주었다.

그날 밤 아내는 바로 울산으로 내려왔다. 서울에서 하루 머무는 것이 오히려 더 힘들다며 익숙하고 편안한 자신의 보금자리가 좋다고 했다. 남편인 나는 은근히 나 때문이라고 '자백'하고 있었다.

매번 항암 치료 후의 첫 1주는 어쩌면 그리도 똑 같은지……. 통증에 대한 무감각에 저린감에 무력감까지.

가만히 보니 곁에서 지켜보는 내가 더 노이로제가 걸릴 지경이었다. 보호자로서 해줄 것이 하나도 없기에 더욱 그랬다.

항암 치료 후 첫 일주일은 아내가 원하는 가장 편한 상태를 유지하게 했다. 그토록 잘 참던 사람이 힘들다는 것을 보면 모르긴 해도 대부분의 유방암환자들은 모두 다 무지 힘들 것이다. 나는 덕분에 공감능력이나 상대에 대한 긍휼 훈련을 많이 했다.

아내의 증상은 밤낮의 구분이 없는 듯 지속되었다. 지치고 힘들어 소파에 기대어 있거나 누워 있을 때에도 손과 발의 이상감각(paresthesia)은 아내를 괴롭혔다. 근육통(myalgia)과 관절통(arthralgia)이 겹치면 더욱 힘들어했다. 다른 방도가 없어 진통제의 힘을 빌려야 했다.

이때 속 쓰림에 주의해야 한다. 또한 기력이 너무 없을 때 약을 먹으면 어지러울 수도 있다.

무언가를 조금이라도 먹고 난 후 약을 먹으면 좋으련만 이미 식욕이 떨어져 있으니. 혀끝의 감각이 사라져 버린 지금 입맛이 있을 리가 만무했다. 그러니 약을 먹는 것조차도 쉽지 않았다.

밤에도 잠을 이루지 못했다. 잠시 자는 것도 선잠이었다. 특히 스테로이드를 한 움큼씩 먹기에 불면증은 더욱 심했다. 때로는 밤새 한잠도 자지 못했다.

그러다 보니 침대에서 함께 있기가 불편해지자 아내는 거실로 나가 밤을 새우는 경우가 잦았다. 간혹 자다가 옆에 아내가 없으면 깜짝 놀라 깨곤 했다. 혹시나 어디에서 쓰러졌나, 아니면 어디로 갔나 등등 걱정부터 앞서곤 했다.

나는 이즈음의 암환자들에게 반드시 수면제를 간헐적으로 사용하라고 권하고 싶다. 모든 사람이 그러겠지만 사람이 잠을 푹 자지 못하면 병에서의 회복이 더디게 된다. 동시에 피로가 쌓이면 예민해지고 통증은 배가 된다.

그러므로 너무 잠을 이루지 못할 때에는 주치의 선생님과 상의하여 수면제를 쓰라. 또한 통증이 심할 때에는 역시 주치의와 의논하여 가장 안전한 진통제를 쓸 것을 권한다.

사족을 달자면 항암 치료 과정에는 모든 것을 세세하게 주치의와 의논하는 습관을 가지는 것이 바람직하다는 점이다.

6차 항암 치료 후 힘들어하던 첫 주가 지나자 서서히 그러나 아주 느리게 2주째로 접어들며 회복의 기미가 보이기 시작했다. 정말 느렸다. 그래도 내 눈에 관찰되었다는 것은 그만큼 변화가 있었다는 것이다.

그저 감사뿐이었다. 우리와 동일한 과정을 겪는 부부들에게 권하고 싶은 것 중 하나가 '절대 감사'이다. 그럼에도 불구하고 감사하라. 그리 아니하실지라도 감사하라. 절대 감사하라.

감사하게도 자꾸 감사를 하면 점점 더 감사의 조건이 넘치게 된다. 반대로 불평을 하면 불평의 조건이 점점 더 늘어난다. 이는 비록 진리는 아닐지라도 분명한 팩트임을 잊지 말라.


감사하라, 자꾸 감사하라, 자주 감사하라

그리고 또 감사하라.

절대 감사하라. 그리 아니하실지라도. 그럼에도 불구하고.

3주째로 접어들자 회복의 기운은 훨씬 돋보였다. 여전한 것은 말초에 대한 감각의 이상이었다. 말초란 특히 손끝, 발끝, 혀끝을 말한다. 관절통이나 근육통도 있었으나 그 빈도와 강도에서 많이 줄어든 듯했다.

아내에게 운동을 시킬 목적으로 산책을 권했는데 나의 제안에 흔쾌히 응해주었다. 산행도 함께했다. 발의 감각이 이상하다보니 종종 보행의 어려움을 토로했다. 넘어지기 쉬우니 조심하라고 자주 일깨워주었다.

그리고 보면 함께 걷고 함께 손을 잡고 함께 시간과 공간을 누릴 수 있다는 그 자체만으로도 감사였다. 점점 더 우리 부부 주변에는 감사가 늘어가고 있었다. 그동안 눈치채지 못했던 소중한 사실이었다.


기력이 떨어져도 숨을 쉴 수 있으니 감사.
감각의 이상이 있어도 걸을 수 있으니 감사.
함께할 수 있는 여유가 있으니 감사.
맑은 공기가 가득한 산행을 누릴 수 있으니 감사.
함께 걸으며 이런저런 얘기들을 할 수 있으니 감사.
마음껏 찬양할 수 있는 신앙의 자유가 있으니 감사.

비록 아프기는 하지만 무엇보다도 아내가 곁에 있어 감사.

그렇게 세월은 잘도 흘러갔다.

드디어 7차 항암 치료의 날이 다가왔다. 두려움보다는 떨림이, 그보다는 설렘이 더 많았다. 소풍 가기 전날의 추억이랄까.

나도 아내도 밤새 잠을 이루지 못했다. 지금까지 온 것도 감사지만 이제는 8부 능선에 도달했으니…….

# 외로움을 즐기라

5-6차 항암 치료 기간으로서 드디어 반환점을 돌게 되었다. 게다가 항암 약제의 종류도 바뀌게 된다. 진정한 반환점이다. 이때쯤이면 부부 둘 다에게 약간의 마음적 여유가 생길 때이다. 그때 이상하게도 외로움이 찾아든다. 그동안 숨 가쁘게 오느라 몰랐던 쓸쓸함과 고독이 손짓하며 다가온다.

문제는 그 이상한 '여유(餘裕)'가 큰 성을 허무는 '여우(fox)'가 될 수 있다는 점이다.

다시 말하지만 긴장의 끈을 놓지 말아야 한다.

마음을 다잡으라. 그 외로움을 피할 수 없다면 즐기는 연습을 하라. 향후의 인생에서도 외로움은 피할 수가 없다. 이번 기회에 그 외로움마저도 즐길 수 있는 실력자가 되라. 그리하여 암 투병에서 완주하는 그날까지 아니 남은 여생에 외로움 따위에 휘둘리지 말고 오히려 그때마다 마음을 다잡고 적극적으로 사

랑하며 아끼며 인생 제 2막을 아름답게 행복하게 살아갔으면
한다.

일반적으로 긴장을 풀게 되면 어디에서건 문제가 하나는 생
기게 되어 있다. 그러기에 일단 시작했으면 마칠 때까지 성실
하게 변함없이 꿋꿋하게 가야 한다.

또한 일을 마치면 지난 모든 과정을 복기하는 것이 중요하다.
그런 자료들을 향후의 삶에 활용하라. 동시에 주변에 비슷한
과정을 겪는 분들과 나누라. 그렇게 사는 것이 아름답다. 그런
인생을 살아가는 사람을 난 주저 없이 '큰사람'이라고 부른다.


## 마음의 여유와 신뢰가 쌓이다

3-4차 항암 치료를 끝낸 이후로 우리 부부는 마음의 여유와
함께 서로를 향한 신뢰도 더 쌓였다. 신뢰가 있으니 반드시 눈
에 보이는 곳에 있을 필요가 줄어들었다. 또한 적응된 상태이
기에 그다음에 무엇을 해야 할지를 알고 미리미리 준비해 두곤
했다. 그러다 보니 아무래도 상대에 대해 손이 훨씬 덜 가게 되
었다.

우리 부부는 그렇게 지냈다. 함께 있을 때 더 많이 배려했고
서로의 역할을 균형 있게 했다. 각자의 영역으로 간 경우에도
서로에 대해 마음의 부담을 덜게 되었다. 당연히 몸이 멀어짐

으로 마음이 멀어지게 될지도 모르는 틈은 긴장하며 메웠다.

아무튼 각자의 일에 시간적, 정신적 배분의 몫을 약간 더 할애했다. 혹시라도 나는 마음이 애매하게 찡할 때마다 일부러 꽃과 화분을 사 들고 갔다. 나의 마음이 여전함을 보이기 위함이었다. 아내는 꽃을 좋아했고 화분을 잘 가꾸었다.

나는 일이 바쁠 때에는 일에 몰두하다가 그 일을 마치면 꽃으로 때웠다. 자주자주 카톡으로 문자를 주고받았다. 사진을 찍어 보내기도 하고 어떤 일에 아내의 의견을 묻기도 했다. 육체적 시간적 함께함이 줄어든 만큼 다른 부분으로는 조금 더 노력했다. 아내의 마음을 등한시하지도 않았다.

매번 자주자주 목소리도 들었다. '지금 컨디션은 어떠하냐, 혹시 불편한 것은 없냐, 손이 가는 일은 나중에 내가 할 터이니 그냥 두고 우선 다른 것을 하라'고 했다.

주말이 되면 우리 부부는 늘 함께 가까운 곳으로 운동을 겸한 소풍을 갔다. 대부분 나지막한 산이었다. 특히 우리 부부는 계곡을 좋아했다. 일부러 등산화와 등산복도 갖추었다. 특히 나는 평생 처음으로 구입했다. 스틱과 함께 장갑도 샀다. 쉴새 없이 흐르는 땀을 훔치기 위해 스카프도 일부러 구입했다.

소풍을 갈 때에는 가능하면 맛나게 김밥도 싸고 귤과 물을 챙기기도 했다. 조그만 백을 사서 그 안에 가장 필요한 최소한의 것들만 챙기고는 등에 멨다. 주로 내가 짊어졌다. 그리 무겁지는 않았기에 조금 걷다가 아내가 달라고 하면 모른 척하며 그냥 주었다. 아내의 체력을 강화시켜 주기 위함이었다. 그러나 아내가 힘든지 아닌지를 조심스럽게 살피는 것을 늘 잊지 않았다.

## 사소한 이야기라도 끊임없이 하려고 노력했다

우리는 산책할 때마다 이런저런 이야기들을 많이 했다. 나의 성격상 지난날은 진지한 얘기 외에는 별로 하지 않았다. 그랬던 내가 아내의 투병으로 많이 변했다. 많이 노력했다.

우리 부부는 함께 있으면 주저리주저리 말들을 많이 했다. 물론 매번 말이 많은 것은 아니지만 그래도 예전보다는 훨씬 말을 많이 했다. 당연히 주 화제는 소소한 일상과 더불어 우리 부부 주변의 삶에서부터 가족과 친지, 이웃, 그리고 나라와 민족이었다. 간혹 훗날 오지에 가서 열방을 아름답게 하자는 목소리를 높이기도 했다.

한참을 걷다가 힘들면 벤치에 앉아 쉬곤 했다. 역시 이런저런 말들을 많이 했다. 특히 벤치 주변의 이름 모를 잡초나 풀들, 새싹들에 관해 많은 얘기들을 했다. 그들의 생명력을 칭찬했다. 오고 가는 사람들을 쳐다보며 그러지 말아야겠다, 그래야겠다를 나누곤 했다. 사람들 중에는 표정이 좋은 사람도 있었고 그렇지 못한 사람도 있었기 때문이다. 함께 걷는 커플들 중 손을 꼭 잡고 가면 마음껏 축복해 주었고 둘이 뚝 떨어져 각자가 자기의 길만을 걸어가면 속상해했다.

이왕이면 함께 손을 잡고 걸으면 좋을 텐데…….

시간이 지나면 우리 부부는 또다시 일어나 둘이 손을 꼭 잡고 걸었다. 표정을 밝게 하고서.

조금 전 벤치에 앉아서 오고 가는 사람들을 쳐다보니 확실히 밝은 얼굴표정이 보기도 좋았고 흐뭇했기 때문이다.

5-6차 항암 치료의 시기는 2019년이 지나고 2020년 새해가 찾아오는 때였다. 겨울임에도 상록수가 우리를 반겼고 생각보다 따스한 날씨는 대지 위의 파아란 생명을 제법 선보였다. 겨울이라 많지는 않았으나 간혹 양지쪽 햇볕이 잘 드는 곳에는 파란색깔의 생명이 움트고 있었던 것이다.

우리 부부는 누가 먼저랄 것도 없이 새 생명의 싹을 발견할 때마다 탄성을 지르곤 했다. 간혹 고함을 지르기도 했다.


모든 생명력에 감탄하며 탄성을 질렀다

사실 지난날에는 길가의 새싹들이 돋아나는 것에 아예 관심이 없었다. 겨울에 돋아나리라고는 생각지도 못했다. 또한 산에 널려 있는 푸른 풀에는 아예 관심도 없었다. 어느새 우리 부부는 변하고 있었던 것이다.

"여보 여보, 파란 색의 생명이, 새싹들이 대지를 뚫고 솟아오르며 씩씩하게 자라고 있어요."

생명의 소중함, 생명력의 끈질김, 그 강한 생명력에 대해 우리는 감탄하며 호들갑을 떨었다.

어느덧 이런 것들을 소중히 여기게 되었다. 약해 보이나 버티어내고 있는 작은 생명들에게 관심이 많이 갔다. 자연세계의 생명력에 대한 애착이 점점 더 늘어났다.

아직은 추운 날씨임에도 불구하고 이렇게 차고 단단한 땅을 박차고 나오는 생명들에게 경이와 찬사를 보냈다.

사실 그것은 아내를 향한 나의 표현이었다. 아내는 암이라는 적과 싸우며 각개전투를 통해 암세포를 하나하나 죽이느라 정상 세포마저 죽게 되는 치열한 전투를 하는 중이다. 그런 아내에게, 아니 아내의 정상 세포들을 향한 나의 격려의 외침이었다.

정상 세포들이여,

모든 숨어 있는 암세포들을 밟아버리라. 압도하라. 그리고 살아나라. 동토의 땅에서 올라오는 끈질긴 생명력처럼.

깨어나라. 일어나라. 솟아오르라. 동토의 땅에서 올라오는 강인한 생명력처럼.

한적한 산길로 들어서면 볼거리들은 훨씬 더 많았다.

발아래 밟히는 수북이 쌓인 낙엽이 좋았다. 침엽수이자 상록수인 소나무에는 굵은 줄기에 수염처럼 돋아난 파란색의 싹이 고개를 내밀고 있어 놀라웠다.

돌멩이 하나 없이 부드러운 황토로 된 흙길도 좋았다. 우리 부부는 특히 그런 흙의 촉감을 즐겼다. 몇 번이고 왔다 갔다를 반복하면서 즐기며 누렸다.

나무 사이사이로 길게 펼쳐진 구불구불한 이름 모를 길도 정겨웠다. 약간은 황량하지만 꿋꿋하게 버티고 서 있는 여러 종류의 나무들도 좋았다. 약간 세차기는 하나 성큼 불어오는 바람은 시원했고 맑았다. 코를 통해 한 움큼씩 들어오는 산소를 머금은 공기는 기관지를 통과해 폐의 구석구석을 찾아다니며 이산화탄소, 미세먼지, 황사, 나쁜 균들을 철저히 수색하며 몰아내는 듯했다.


## 아내를 향한 미안함으로 많이 아팠다

아내와 나는 자주자주 지난 시절의 추억들을 나누곤 했다. 그때마다 아내에게 미안한 마음이 밀려왔다. 회갑을 지난 우리 부부는 지난 30여 년의 동고동락을 화제로 많이 끌어 올렸다.

지난날 나의 실수와 허물로 아내는 많이 힘들었다. 나는 열정적이다 못해 지나쳐 단기간에 자주 전 세계를 다녔다. 그리고 한국에 오면 또 더 열정적으로 병원에서 진료하고 수술했다.

그런 와중에 뒤치다꺼리는 온전히 아내의 몫이었다. 아마 그런 스트레스가 지금 아내의 병을 더 악화시키거나 발병하게 했을지도 모르겠다.

이런 생각의 파편들이 간혹 나의 머리를 스치고 지날 때면 그 조각들은 여지없이 날카로운 무기가 되어 나의 뇌를 할퀴곤 했다. 그럴 때마다 아팠다. 자주 가라앉곤 했다.

처음부터 지금 5-6차 항암 치료 기간까지 반복적으로 이런 공격을 받곤 했다. 그럴 때마다 가만히 아내를 바라보며 용서를 빌곤 했다. 마음속으로만……

도저히 마음을 추스르기 어려울 때에는 혼자 양산의 감림산 기도원의 바위굴로 가서 기도하고 또 기도했다. 한참 울면서 기도하고 나면 마음이 회복되곤 했다. 그렇게 아버지 하나님의 따스한 손길을 느끼곤 했다.

우리 부부는 예전과 달리 아이들 얘기도 많이 했다. 아이들이 성장할 때의 일화들, 그리고 떨어져 지내던 유학시절의 이야기들, 곧 있을 딸아이와 사위에 관한 이야기, 큰아들에 관한 이야기, 막내에 관한 이야기 등등……

우리 부부의 이야기도 많았다. 사실 가장 많이 했다. 지난 시절의 이야기도 있었지만 지금부터 앞으로의 노후에 관한 이야기들이 더 많았다. 노년을 좀 더 알차게 보내자고 약속하며 '당신은 암과의 싸움에서 승리하고 나는 당신의 치유 기간 동안에 관리를 잘하겠다'고 했다.

우리 부부는 가급적 주변이나 타인에 관한 이야기는 화제에 담지 않았다. 사실 친구나 지인들의 이야기까지 화제로 올릴 힘은 없었다. 그러고 싶지도 않았다. 그렇게 주저리주저리 얘기하다 보면 시간은 엄청 잘 지나갔다. 가능한 한 외식은 삼갔으나 철칙까지는 아니었다.

집으로 돌아오면 아내는 반드시 샤워를 했다. 아니 그렇게 권했다. 또한 가능하면 탕에 들어가 잠깐이라도 쉬게 했다. 그러는 동안 나는 재빨리 나의 일들을 마무리하곤 했다.


## 마음이 해이해지면 문제가 발생한다

앞서 언급했지만 4차 항암 치료 후 새로운 약으로 바꾸게 되었던 5차 항암 치료 때 고열이 발생했는데 응급으로 약을 먹었으나 그때뿐이었다. 입원 후 여러 가지 검사와 조치가 취해졌다. 그런 후 감사하게도 만 24시간 만에 열은 진정되었고 그다음 날 다시 퇴원하게 되었다.

우리 부부는 이 일을 겪은 후에 다시 그때를 복기해 보았다. 별다른 원인은 짚이는 게 없었으나 지금까지와는 달리 종반전으로 들어가며 해이해진 마음을 두 사람 모두에게서 느낄 수 있었다.

그러고도 조금 더 깊이 생각해보니 직전 주말에 갔던 산행이 생각났다. 그때 우리 부부는 약간 무리하여 조금 더 걷자며 계속 산으로 들어가다 보니 들어갈 때에는 몰랐는데 나올 때는 엄청 힘들었다. 몇 번이고 쉬었다가 걸었다. 중간에 포기하고 싶을 정도로 힘들었다. 그날 저녁 집에 돌아와 우리는 둘 다 약간 아파했다. 대수롭지 않게 생각했다. 그리고 이틀 후 서울에 갔는데 문제가 발생한 것이다.

이날 이후로 가급적이면 좀 더 절제했고 좀 더 긴장을 했으며 어떤 일을 한 후에는 복기하는 습관을 들였다. 마음이 해이해지면 언제 어디에서건 뭐라도 작은 문제가 발생하게 된다. 나는 이런 사실을 아직도 굳게 확신하고 있다. 굳이 암 투병이 아니더라도 마찬가지이다. 유한된 한 번의 인생을 살아가며 인간은 항상 어느 정도의 긴장은 유지해야 한다.

인생뿐 아니라 부부 사이도 마찬가지이다. 부부가 서로 간에 너무 편하다보면 굉장히 자유로워서 좋을 것 같지만 실제로는 그렇지 않다. 서로를 의식하며 예의를 다하며 약간은 긴장의 끈을 놓지 않는 것이 필요하다.

실제로 부부간에 너무 편하다보면 익숙해질 대로 익숙해져 상대에 대한 예의는 점점 더 없어지기 십상이다. 그러다 보면 상대에 대한 책임과 의무는 사라질 위험이 있다. 소위 익숙함이 무시를 낳게 되는 것이다.

비록 부부간에 지켜야 할 예의가 불편할지라도 그 불편을 감수하는 자세를 견지하라. 편안과 평안은 다르다. 익숙한 것이 편안할 수는 있지만 평안으로는 인도하지 못한다.

간혹 부부간에 '방귀 튼다'는 말을 듣는 경우가 있다. 그러면서 부부간에 격이 없고 서로 너무 편하다는 말들을 하곤 한다. 나는 그런 부부를 향해 '위기의 시작'이라고 경고하고 싶다. 그런 부부일수록 서로에 대한 경외감이나 신비감이 사라지면 그 후에는 정이 떨어지게 되는 법이다.

60평생을 살아오며 가까운 지인들이나 병원 환자들로부터 종종 상기의 말들을 들었다. 그때마다 나는 본능적으로 위기를 느끼곤 했다. 결국 얼마 후에는 그다지 좋지 못한 소식을 듣곤 했다. 그런 부부일수록 서로 간에 깊은 공감은 없었고 아름다워 보이지도 않았다. 우리 부부는 그런 류의 사람들을 의도적으로 멀리하고 있다.

들은 얘기 중 기억에 남는 충격적인 일화가 하나 더 있다. 부부간에 방귀를 튼 후 얼마간은 서로 편하게 지냈다고 했다. 오죽 속이 거북하면 그럴까라고 생각하며 오히려 아내는 남편을 걱정했다고 한다. 한편 아내 쪽에서도 질세라 마구 소리를 내었다고 했다. 그런 아내를 그 남편 역시 아무렇지도 않게 넘겼다고 했다.

그러나 시간이 지날수록 서로 간에는 점점 더 심해질 뿐 아니라 아무 데서나 어느 때고 함부로 뀌는 그 소리에 서로가 슬슬 부담이 생기더란다. 급기야는 방귀에 트림까지 가관이었다고 한다. 그런 남편을 둔 아내는 종국적으로 노이로제에 걸릴 지경이 되었다고 했다. 나중에는 남편이 인간 이하로 보이기까지 하여 힘들었다고 한다. 동시에 그런 아내를 둔 남편은 아내에게서 완전히 매력을 상실했다고 말했다.

어느 날엔가 부부 관계 중 남편도 아내도 자기도 모르는 사이에 염치없는 그 소리가 나왔다고 한다. 둘 다 아무 말도 하지 않았다고 했다. 그 이후로 일 년 이상 부부 관계는 없었다고 했다.


## 편한 것이 다 좋은 것은 아니다

나는 이런 비슷한 얘기를 제법 듣곤 했다. 상담을 요청하는 그들의 상태는 상당히 심각했다. 편한 것이 다 좋은 것은 아니다. easy가 easygoing이 되고 종국적으로는 each go가 됨을 명심해야 할 것이다. 편한 것을 좋아하다가 쉽게 편하게 헤어지게 된다는 것이다.

4차 항암 치료 후 고열이 있어 일주일을 연기 후 5차 항암 치료에 들어갔다. 이때에는 약간 조바심이 났다. 혹시라도 다시 열이 있을까봐 상당히 조심을 했다. 산에는 일부러 가지 않았다. 모든 행동에 조금은 더 절제하는 쪽으로 가닥을 잡았다.

5차 항암 치료 후 아내는 또 다른 경험 속에서 적응의 시기를 가져야만 했다. 첫 1주 때에는 지금까지 보다 훨씬 심하게 처지게 되었고 마음의 위축도 심해 보였다. 그리하여 틈만 있으면 아내를 위로하고 파이팅으로 마음을 북돋우기 위해 노력했다.

특별히 떨어져 있던 아이들을 자주 불러 모았다. 가능하면 분위기가 처지지 않도록 북적북적한 상태를 유지시켰다. 다행히 아이들이 와서 이틀이고 사흘이고 함께하다 보면 조용하던 집이 북새통이 되니 일단 시간이 잘 지나갔다. 그리하여 2주째가 되면 지난날처럼 약간은 살아났다.

3주 차에는 이전보다는 못했으나 그래도 훨씬 생기가 있어 보였다. 그러나 여전히 발끝과 손끝의 저림과 무감각은 그대로였다. 혀끝의 이상 감각도 마찬가지였다. 그러므로 아내가 혹시라도 음식이 싱겁거나 짜거나 맵게 하더라도 티를 내지 않음이 중요하다.

나 역시 아내가 정성스레 음식을 해주었는데 '그 맛' 때문에 사망신고를 할 뻔했으나 티를 내지 않고 끝까지 맛있다며 먹었던 적이 있다.


5차 항암 치료 후에는 의도적으로 분위기를 자주 띄웠다 나는 유방암을 앓는 아내를 둔 남편들에게 특별히 5차 항암 치료 후에는 의도적으로 분위기를 자주 띄우라고 권하고 싶다.

그렇게 6차 항암 치료가 다가왔다. 아내도 나도 약간 긴장이 되었다. 함께 서울로 가려다가 아내의 만류로 잘 다녀오라며 허깅 후 홀로 기차에 태워 보냈다.

서울에서 딸아이는 사위와 함께 역에 나왔고 일단 사랑의 병원으로 가서 면역 치료를 받았다. 나중에 안 사실이지만 이 보조적인 치료 또한 만만치 않았다고 했다. 주사 맞는 데만 몇 시간이 걸렸고 약간은 주사 통증이 있다고 했다.

나는 그동안 그런 아픔에 대한 아내의 마음을 많이 헤아리지 못했다. 그저 영양 주사 및 면역 주사 정도로만 생각했었다.

6차 항암 치료를 마치고 온 그날 아내는 상당히 힘들어했다. 눈망울에는 눈물이 고여 있었고 힘없이 웃는 얼굴은 더욱 애처로워 보였다. 일주일 내내 마음을 잡지 못했다. 나도 아내도. 집 안 분위기가 검은색이 되었다가 회색이 되었다를 반복했다. 이미 나의 마음도 그랬다.

# 단순하게 살라

5차 항암 치료의 기간이 왔다.

아내는 4차 항암 치료 후 첫 주 때에는 잘 버텼다. 2주 차에는 기력의 회복이 느렸으나 진전을 보였다. 3주 차에는 제법 회복이 되었다.

5차부터는 항암제가 바뀌어 한편으로는 기대도 있었으나 다른 한편으로는 약간 두려움도 있었다. 그러다 보니 아내는 체력을 올리기 위해 운동을 더욱 열심히 했다. 이미 주변으로부터 들어서 알고 있던 부작용도 있었으나 개인차가 있다 보니 대비하려는 마음이 있었던 것이다.

지난 1-4차 항암 치료 중 우리 부부는 거의 모든 주변 환경을 정리했었다. 사람과의 만남도, 사적 공적인 일과의 동거 및 참여도, 하던 갖가지 사역도 모두 손을 놓았다.

우리는 정말 많이 변했다. 처음에는 이런 우리의 모습에 우리가 더 많이 낯설었다. 이제 5차 항암 치료까지 오게 되자 제법 익숙해졌다. 거의 대부분의 삶은 부부 중심으로 바뀌었고 가족 중심으로 전환되었다. 간간이 정말 가까운 친구 부부와만 접촉했고 시간을 보냈다.

## 항암 치료를 통해 부부 중심으로 변한 우리의 삶

그러고 보면 그동안 정말 많은 사람들을 만났고 교제했으며 그들과 함께함의 시간을 누린 듯하다. 그러나 지금은 그럴 수도 없고 그리고 싶지도 않다. 아마 앞으로도 그럴 것 같다.

왜냐하면 우리 부부에게도 인생의 남은 시간이 그리 많지 않기 때문이다. 그렇기에 무작위로 만나거나 새롭게 교제하는 시도는 우선순위가 아닌 듯하다. 한번 인생의 버킷리스트를 다시 점검하고 여생의 알찬 생활을 재정립하려 한다.

이를 위해 5-6차 항암 치료 기간을 보내면서는 주변 환경을 다시 재정립했다.

항암 치료 후 여생의 계획을 상상하기도 했다. 그동안의 삶을 몽땅 삭제한 후 우리 부부만의 새로운 삶을 하나하나 그려 나갔다.

우선은 하지 말아야 할 것들과 해야 할 것들, 하고 싶은 것들을 정했다.

하지 말아야 할 것들의 1순위는 만남과 교제, 외부의 정기적인 모임과 사역, 강의, 집회, 상담, 스터디 등이었다. 가장 먼저 도마 위에 올렸다.

사실 나는 의료인이자 교육자였기에 외부의 집회나 모임이 많았다. 아는 사람들과의 만남도 있지만 대부분 처음 보는 분들과의 만남이 많았다.


## 30년 청년사역을 하며 이들과 부대끼는 삶을 살았던 나

또한 청년사역자, 성경교사였기에 청년 집회와 교회 설교, 연합 집회, 기독청년들을 향한 대중 강연이 많았다.

지난날은 멘티가 아니어도 집회에서 만났던 청년들의 상담이나 만남 요구에 응했다. 그러다 보니 국내외적으로 제법 많은 청년들에게 알려진 나는 한 사람 한 사람으로부터 요청을 엄청 많이 자주 받곤 했다.

저들의 편에서는 한 번이지만 내 편에서는 거의 매일이었다. 또한 만나서 얘기를 들어보면 안고 있는 문제가 너무 커서 한 번으로 끝날 수 있는 것이 아니었다. 계속 연결되다 보니 점점 더 쌓여갔었다.

또한 외국에서 한국을 방문한 청년들의 경우는 2-3일을 함께 있어야 했기에 육체적으로는 조금 더 힘들었다. 그들은 우리 집의 게스트룸에서 날들을 보내었다. 간혹 병원의 입원실을 내어 주기도 했다. 다행히 병원의 경우 의식주가 해결되었기에 병실은 서로에게 편했다. 게스트룸은 멘티들의 경우에는 괜찮았으나 집회에서 한 번 만났던 이들에게는 서로가 부담스러운 장소이기도 했다.

아무튼 먹여주고(병원 밥) 입혀주고(환의) 재워주기(병실)에는 병원이 '딱'이었다. 나는 이들과의 함께함이 '육체적 힘듦'일 뿐 영적인 힘듦이나 마음의 부담은 없었다.

사실 이런 삶을 나는 즐겼다. 30여 년을 청년사역을 하며 사람을 키워왔던 나로서는 이들과의 부대끼는 삶이 행복 중의 하나였다.

이런 나의 소문은 점점 더 멀리 퍼져 나갔다. 외국에 가서 강의를 하고 상담하며 교제했던 대부분의 청년들은 한국을 방문하면 나를 찾는 것이 그들의 1순위였다. 많은 경우 메일이나 카톡으로 미리 연락 후 약속을 정하였기에 어느 정도 일정을 분산시킬 수 있었다.

문제는 아무 약속도 없이 덜컥 한국에 와서 그것도 자신의 연고가 하나도 없는 울산을 방문하는 경우에는 난감했다. 그들은 갈 곳도 없었고 특별히 다른 계획을 세우지도 않고 한국으로 무턱대고 나를 찾아온 것이다. 어려울 때 내가 생각나서 나를 찾은 것은 고맙기는 하나 현실적으로는 조금 부담스러웠다.

30여 년이 지난 지금도 청년들의 발길은 계속되고 있다.

최근에는 약속을 해 오더라도 정중하게 거절했다. 꼭 필요한 경우 저녁 식사와 함께 그날 저녁의 상담에만 응했다. 간혹 재워줄 수 없느냐고 부탁하면 병실을 제공했다. 그다음 날 아침 병원예배에 참석한 후 굿바이를 하곤 했다.


## 모든 방문을 정중히 거절하다

문제는 지금도 종종 아무 연락도 없이 찾아오는 경우이다. 정말 난감하다. 거절하기에는 너무 멀리서 찾아왔고 그들에게 나의 시간을 할애하기에는 여유가 바닥난 상태이다. 할 수 없이 저녁 식사를 한 후 상담을 하다가 헤어지려 하면 그들은 당황했다. 그래서 기차역이나 고속버스 터미날까지 태워주며 장학금을 쥐여주고는 '여기까지!'라고 겸연쩍게 말하기도 했다. 이런 경우가 비일비재했다.

사실 그들의 무데뽀나 인식 없음에 많이 속상하곤 했다. 이런 경우 내 딴에는 최선을 다했음에도 놀랍게도 그들의 피드백은 좋지 않았다. 그들의 뻔뻔함에 나는 계속 부담만 쌓여갔다. 그리하여 어느 순간 외국이나 국내에 집회를 가면 '꼭 한번 찾아가겠다'라는 말을 들을 때마다 화들짝 놀라 바로 정중하게 거절하곤 했다.

일정을 미리 정하자고 조르는 경우에도 가능한 한 거절했다. 그러고 보면 예의를 차렸던 청년들에게도 거절하였기에 미안함이 크다.

사실인즉 어른들도 청년들과 대동소이(general similarity, 大同小異)했다. 그리하여 청년들과 비슷하게 대처했다. 간혹 청년들보다 훨씬 무례한 부탁도 있었으나 조금씩 정중하게 거절하는 쪽으로 방향을 잡아갔다.

아내의 암 투병 후로는 어차피 집의 게스트룸이 폐쇄되었기에 약속 자체를 잡지 않으려고 했다. 꼭 상담을 원하면 대부분의 경우 온라인으로 대체했다.

친한 친구들의 방문도 아내의 암 투병 기간에는 연기를 요청하곤 했다. 아무리 친하더라도 그들의 방문 후에는 나의 일이 두 배가 쌓이곤 했기 때문이다.

그들은 내게 위로를 해주려고 왔지만 나에게는 피곤만 가중되었다. 종국적으로는 누가 온다는 그 자체가 두려울 정도가 되었다.

의료 선교의 경우 지난날은 정기적으로 제 3세계에 갔다. 개인병원을 운영하는 나로서는 주로 '치고 빠지기'를 했다. 그러다가 교육 선교사로서의 일들이 많아지면서부터는 점점 더 비정기적으로 필요한 경우에만 갔다.

최근에는 에티오피아에 막내와 함께 다녀왔다. 아내가 암과의 싸움에서 이기고 나면 의료선교만큼은 의료인인 아내와 함께 지난날처럼 정기적으로 다닐 예정이다. 바라기는 전 세계를 방랑 여행과 의료선교를 병행할 마음을 먹고 있다.

이미 많은 나라들에 자리를 잡은 멘티들이 있는 데다가 전 세계 선교사들과의 연대를 맺어온 터라 어디를 가든지 교제하는 분들이 있다.

전 세계를 다니며 한곳에 얼마 동안 머물지는 결정해 두지 않았다. 그러나 우리 부부는 언제나 함께할 것이기에 특별히 서둘 이유도 없고 꼭 다른 어느 곳으로 가야 할 이유도 없다. 그렇기에 기간은 그때그때 상황에 따라 결정될 것이다. 하나님의 뜻을 따라…….


아내의 암 투병 이후 달라진 미래의 청사진

특별히 아내의 암 투병 이후에는 의료 선교 겸 방랑 선교를 위해 현재 하고 있는 정형외과 의사로서의 병원 운영을 대폭 줄일 예정이다. 병원의 확장이나 사역에 대한 확장은 아예 접었다. 오히려 지금의 규모조차 줄일 생각도 하고 있다. 그것이 여의치 않으면 멘티인 정형외과 의사에게 거의 대부분을 맡기고자 한다.

사실 나는 젊어서 전문병원 등 병원을 교육기관으로 만들고 싶었다. 그러나 청년사역과 성경교사로서의 사역이 발목을 잡아 포기했었다. 대신 암환자나 그 가족들을 위한 생명과학연구소(가칭)는 하고 싶다.

아내와 동일하게 마음을 주시면 약 400여 평의 공간에 면역치료, 상담 치료, 상급 병원의 주치의 및 집도의 연결 프로그램, 예배 공간, 세미나실, 식이 요법 등등의 센터를 개설하고 싶다.

한때 병원을 키우느냐 그냥 사역자로서의 길을 가느냐가 고민이기도 했다. 지난날 병원이 너무 잘되었고 산야를 많이 사두어 충분히 가능했기에 하드웨어나 병원 확장에로의 마음을 아예 접고 사람을 키우는 쪽으로 선회했다.

그 후 우여곡절 끝에 지금의 건물과 주차장으로 쓰이는 땅만 남게 되었다. 이것조차도 여생의 사역에 대한 우리 부부의 펀딩으로 사용할 예정이다.

감사하게도 큰딸과 사위도 넉넉히 역할을 감당하고 있으며 큰아들도 자기의 길을 알차게 아름답게 가고 있다. 고 1이 된 막내가 남았으나 워낙 경쟁력이 있는 데다가 형과 누나가 자기 동생을 격려할 것이다. 사실 막둥이는 워낙 생각이 깊고 야무지기에 그닥 걱정도 안 된다.

종국적으로 우리 부부는 말년에 하나님 지으신 전 세계를 다니며 성경교사, 청년사역자, 의료선교사로서의 정체성과 함께 복음과 십자가만 자랑할 예정이다.

오지랖이 나를 지치게 했다

아내의 투병 기간과 함께 투병 후 예후가 안정되는 시점까지인 향후 1-2년은 일체의 오지 의료선교는 하지 않으려고 생각 중이다. 물론 2021년 구정을 기해 우리 부부를 포함한 20여 명의 멘티 전문인들이 에티오피아의 한국마을에 가서 의료선교를 위한 계획은 예외이기는 하지만…….

주변 환경을 정리함에 있어서 나의 장점이자 단점인 오지랖 등 일반적인 부탁 등등은 이제 그만하려고 한다. 지금까지는 특히 교계에서 나를 아는 많은 분들은 여러 가지 부탁들을 많이 해왔다. 그만큼 나는 좋은 면에서는 발이 넓은 것이지만 다른 면에서는 오지랖이 넓었다. 오죽했으면 '해결사'라고 했을까…….

나는 일단 내게 부탁한 그 일에 관하여는 그들의 가족이나 자식들보다도 더 신경을 써주었다. 대부분 내게 감사하다고 하였으나 때로는 안 하느니만 못한 경우도 있었다.

결국 돈을 빌려주는 것, 나의 신용으로 특정인에게 소개하는 것, 대학병원 소개나 교수인 의사를 소개하는 것 등은 거의 정리해버렸다.

지난날 나는 돈에 대하여 생각보다 욕심이 적었기에 잘 빌려

주곤 했다. 받은 기억은 거의 없다. 그들이 갚지 않으면 나는 빌려준 사실조차도 잊어버리곤 했다. 어차피 빌려줄 때 내 마음은 그냥 준다는 마음이었기 때문이다. 여지껏 독촉은 한 번도 한 적이 없다. 이상하게도 그들 또한 갚으려는 마음이 없어 보였다. 돈은 다시 벌면 그만이라고 생각하여 나는 그다지 아쉽지 않아 상대가 먼저 가져오지 않으면 그것으로 끝이었다.

이 부분에 나의 잘못이 있다. 왜냐하면 내게 빌려갔던 돈을 갚지 않았던 대부분의 사람들은 유한된 삶에서 뒤끝이 좋지 않았기 때문이다. 그들의 생활은 잘되기보다는 밑바닥으로 곤두박질을 더 많이 쳤다.

간혹 그들 행위의 열매라는 생각이 들 때면 나는 마음이 아팠다. 혹 내가 좋은 마음으로 그들에게 독촉하지 않았던 것이 그들의 양심을 마비시켜 그들을 나락으로 떨어지게 했을지도…… 차라리 돈을 갚으라고 할 걸…….

결국 그들도 힘들어졌고 나는 나대로 힘들어져 버린 셈이다.

최근의 일이다. 아내가 암 투병하며 힘들어하는 모습에 아파하고 있을 무렵 급하게 돈을 빌려달라는 연락이 왔다. 문제는 나와 간간이 연락하던 분이었기에 거절이 힘들었다. 뭔가 급했던 듯하다.

그런데 이전과 달리 웬일인지 내 마음은 닫혀 있었다. 전혀 응하고 싶지 않았다. 아직도 이유는 잘 모르겠으나 아마 아내

가 암에 걸리지 않았었더라면 몇 번이고 간청하는 그분에게 최
선을 다했을 것 같다. 물론 못 받게 될 확률이 높은 분이었지
만……

## 주변의 부탁을 거절하고 관계를 정리하기까지 힘들었다

아내가 암 진단 후 수술할 병원과 의사를 선정하려고 할 때의
일이다. 나는 마음은 번잡했고 머릿속은 복잡했다.

그 당시 그리 친하지는 않으나 알고 있던 어느 분에게서 어디
의 누구를 소개해달라는 부탁을 받았다. 본인의 직접적인 문제
냐 혹은 가족의 일이냐라고 물었더니 아니라고 했다.

가만히 보니 그분도 나처럼 오지랖(the front of an outer
garment)이 넓은 듯했다. 나는 그럴 여유가 없다고 했다. 당시
내 발등의 불 끄기도 벅차던 때였다. 어렵다고 했더니 계속하
여 연결을 해달라고 졸랐다.

나는 이런 경우 내 이름을 팔고 무례한 일을 저질렀던 많은
경험이 있어 난감하다고 했다. 그는 좀처럼 자기의 의사를 포
기하지 않고 그 의사의 폰 번호를 달라고 했다. 나는 황당하여
폰 번호는 더 안 된다고 했다. 그리고 직계가족이 아니기에 이
번에는 그럴 수 없다고 했다.

그러자 이번에는 '내게 무슨 일이 있냐?'라고 물어왔다. 조

금 짜증이 났지만 '그렇다'라고만 짧게 말했다. 다시 '무슨 일이냐?'라고 물어왔다. 슬슬 화가 났다. 나하고는 그럴 사이도 아니요, 나의 일을 그에게 말하고 싶지도 않았다. 지금은 바쁘니 끊겠다 하고 전화를 끊었다.

이렇게 결말을 맺고 나면 내 편에서 더 속이 안 좋곤 했다. 결국 이번에도 나만 속상했다.

5-6차 항암 기간 동안 폰 번호를 싹 정리해 버렸다. 오랜 기간 연락이 닿지 않은 대부분의 번호를 지워버렸다. 그리고 유일하게 카톡이나 메일 중 동심원상으로 가까이에 있지 않은 분들의 모든 것마저 지워버렸다.

앞뒤 보지도 않고 예외 없이 지웠다. 이후 번호의 정체를 모르는 많은 전화가 걸려왔으나 아예 받지도 않았다.

병원으로도 많은 전화가 왔다. 원장을 바꾸라는 등 무례한 전화가 많았으나 어차피 나와 가까운 분들은 그런 류가 아니었기에 개의치 않았다. 그리하여 점점 더 주변이 조용해졌다.


다가오지 않은 미래에 대한 걱정을 지웠다

나는 비교적 준비성이 있는 사람이다. 그러다 보니 간혹 나중에 해야 할 일들을 미리 끌고 와서 지금 당장 하는 일이 있었다. 미리미리 준비해두어서 나쁠 것은 없으나 그런 것 때문에 현재의 생활이 쫓기기도 했다.

다가오지 않은 미래에 대한 쓸데없는 걱정도 있었다. 이 부분에 나는 가치와 우선순위를 정하여 구태여 중요하고 긴급한 일이 아니면 쫓기듯이 준비를 안 하는 연습을 했다. 그러자 생활이 더 여유로워졌다.

미래의 일들에 대한 걱정이나 불안에서 해방되자 오늘이 조금 더 여유로워지고 풍성해진 것이다. 점점 더 '지금'을 알차게 보낼 수 있게 되었다.

우스갯소리이지만 오죽하면 '금' 중에 가장 귀한 것을 '지금'이라고 했을까? '황금(gold)'도 좋지만 더 좋은 것은 '현금(cash)'이며 가장 좋은 것은 '지금(now)'이라는 것이다.

지나가버린 과거에 대한 아쉬움과 집착도 몽땅 갖다 버렸다. 더 이상 과거의 달콤함에 속지 않으려고 몸부림쳤다. 더 이상 과거의 아픔에 천착(穿鑿)하지 않으려고도 노력했다.

반면에 해야 할 것들과 꼭 하고 싶은 것들은 더 가깝게 두었다. 몽땅 주변 정리 후 생겨난 여유 시간을 여생에 하고 싶은 10가지 버킷리스트로 채웠다.

실행하기 위해 이런저런 구체적인 계획을 머릿속으로 그렸다. 물론 사람의 일이란 한 치 앞을 장담할 수 없다. 사람이 자기의 길을 계획할지라도 그 걸음걸음을 인도하는 분은 여호와 하나님이시기 때문이다. 난 그런 하나님의 섭리를 확신하고 있는 사람이다. 그럼에도 불구하고 나의 갈망만큼은 소유하고 있다.

결국 암 투병 기간을 보내며 주변 환경의 정리를 통해 향후 나와 아내는 3년간 5대양 6대주 방랑 전도 및 의료선교 여행을 작정했다. 앞서 언급했기에 더 이상 나누고 싶지는 않다. 이를 위해 계속적으로 주변 환경을 더 간소화시키며 단순화 하려 한다.

지난날처럼 나라와 민족과 열방을 구하겠다는 뜨거움보다는 이제는 하나씩 정리하며 다지려는 것이다. 해야 할 일과 하지 말아야 할 일을 구분하려는 것이다. 못다 한 일들은 차분히 다음 세대에 인계를 하는 쪽으로 방향을 잡았다.

또한 아내와 함께 정기적으로 국내외의 가까운 몇몇 친구, 지인들, 멘티들과의 조우 및 멘토링에만 시간을 할애하려고 한다. 가능한 한 부탁은 하지도 받지도 않으려 한다. 물론 진정 가까운 분들과는 더욱더 관계와 교제에 집중할 것이다.

마지막으로 하고픈 것 중 하나는 집필이다. 나는 여생에 집필하고픈 책들이 제법 있다. 약간 허접하기는 하나 이미 몇 권의 책들이 세상에 나왔다. 감사하게도 제법 독자층이 생겼다. 그들과는 메일로 답을 주고받기도 한다. 그러나 특별한 경우 외에는 이메일조차도 확장은 않으려고 한다.

집필 중에서도 7권의 주석 쓰기는 나의 상위 버킷리스트이다. 이미 요한계시록은 원고를 끝냈다. 나머지는 예전에 써 놓았던 것을 토대로 다시 쓸 예정인데 요한복음, 창세기, 사도행전, 갈라디아서, 히브리서, 로마서 등이다.

# 몸과 마음을 합하라

2019년 8월 20일.

그날의 떨림을 잊을 수 없다. 칼잡이인 내가 아내의 수술 당일에 그렇게 떨었고 그렇게 마음 졸였었다. 내가 그럴 줄이야……

당시 입원실에서 병실까지의 이동은 보호자의 몫이었다. 물론 의료인의 입회하에 휠체어로 움직였다. 수술실 앞, 지난날 그렇게나 들락거렸던, 아주 익숙한 수술실 문을 잡는 순간의 야릇한 느낌은 지금도 생생하다.

내가 누구인지를 모르는 그 의료인은 내게 '거기까지'라며 아내의 휠체어를 내게서 낚아채듯 자신이 밀고 수술 준비실로 들어갔다. '낚아채듯'이라는 말은 실제로 일어난 일이 아니라 나의 마음 상태를 표현한 것이다.

그때 나는 더 이상 의사가 아니었다. 정신이 들고 나서야 나는 의사가 아닌 환자의 보호자라는 사실을 인식했다. 익숙함이 낯설게 느껴지자 한동안 수술실 문 앞에서 망연자실했었다. 그런 나를 보며 아이들도 놀라는 눈치였다.

환자의 보호자들로 가득 찬 대기실에서 나와 아이들은 마냥 기다렸다. 그곳은 아예 발 디딜 틈도 없었다.

아, 대한민국은 환자들뿐이로구나…….

아내가 아픈 이후로 20여 년만에 대학병원급을 찾게 되었다. 깜짝 놀랐다. 물론 내가 근무할 때에도 환자가 없지는 않았으나 이렇게까지는 아니었다. 병원 입구에서부터 차의 행렬은 러시아워(rush hour)를 방불케 했다. 병원 문을 들어서니 긴 복도가 펼쳐지고 복도 좌우에는 빵집과 편의점, 커피숍들이 즐비해 있었다. 순간 번화가를 걷는 기분이 들었다. 암병원을 향하는 긴 복도를 걷다보니 오고 가는 수많은 환자와 보호자들 때문에 걷기조차 힘들다.

그렇게나 암환자가 많다는 방증이다. 지난날의 보릿고개를 지나 이제는 잘살게 되었다고 자타가 공인하는 한국이었건만. 결국 조금 여건이 나아진 만큼 암환자가 늘어난 것이 대한민국의 실제적인 민낯인 듯하다.

수술 대기실의 수많은 보호자들과 끊임없이 떴다가 사라지는 전광판의 수술환자 정보를 몇 시간씩 쳐다보며 상기의 사실을 확인할 수 있었다. 나는 한쪽 구석에 선 채로 몇 시간 동안이나 십수 명의 환자들의 정보가 전등판에 나타났다가 이내 다른 이름으로 바뀌는 것을 보며 로봇 공장에 와 있는 듯한 착각에 빠지기도 했다. 급기야는 영화를 보고 있는 것으로 착각하고 있었다. 어느 새 나도 인공지능을 가진 로봇이 되어 있었다.

### 항암 치료의 매 3주 차는 기쁨이요 긴장의 순간

계속하여 전등판에는 '누구 누구 환자 수술 준비, 수술 끝, 회복'을 알리는 정보가 쉴 새 없이 떴다가 사라졌다. 그러다가 누구 환자가 회복실로 나간다는 소식이 뜨면 일단의 보호자들이 우르르 일어나 그곳으로 몰려가곤 했다. 동일한 상황이 몇 시간이고 반복되었다.

제법 오래 기다리다보니 몸도 마음도 뒤숭숭해졌다. 무엇보다도 아내가 혼자 수술대 위에서 악전고투하고 있을 모습이 상상되어 당황했다. 그 모든 과정이 칼잡이인 내겐 생생하게 그려졌다.

그렇게 수술이 끝나고 잘 회복된 아내는 5-6차 항암 치료를 맞게 된 것이다.

4개월째로 접어들었다. 각 차수의 항암 치료는 3주 간격으로 이루어졌다. 항암 치료 후 3주가 지나면 다시 검사와 진찰에서 통과해야만 그다음 차수가 진행된다. 또한 검사와 진찰받기 하루 전 자정부터는 금식해야만 한다.

이때 아내의 마음을 잘 만져줌이 필요하다. 배고픔과 허전함은 물론이요 그다음 항암 치료 차수에 대한 긴장이 있기 때문이다. 검사 결과에 따라 기쁨이기도 하나 그다음 항암 치료를 못하고 연기될 수도 있다.

또한 항암 치료를 하게 되더라도 첫 주 때에는 기력 상실이요 초죽음 상태이다. 둘째 주부터는 평소 본인의 기본 체력에 따라 회복의 과정에 들게 되는데 개인차가 큰 듯하다. 그런 후 셋째 주에 들어서면 그다음 항암 치료 차수를 기대하며 또다시 결전의 순간을 대비해야만 한다.


## 3주 차에 몸과 마음을 함께함이 중요하다

이때에는 좀 더 적극적으로 환자도 보호자도 하루하루를 대처함이 필요하다. 특히 남편들은 이 시기(항암 치료 후 3주 차)에 아내를 든든하게 지원해주어야 한다. 몸과 마음을 함께함이 중요하다. 항암 치료란 것이 워낙 힘들다 보니 매번 반복되는 치료라 할지라도 첫 치료인 양 늘 떨림이 있다. 이런 세미한 부분을 잘 보살펴주라.

그렇기에 그다음 차수의 항암 치료를 받아야 하는 3주 때에는 아내가 필요한 것이 무엇인지를 그동안의 정보를 통해 알아서 앞서가 주면 큰 도움이 된다.

나와 동병상련(同病相憐)된 남편들이여,

아내와 몸과 마음을 합하라.

앞서가라.

앞서가려고 최선을 다해보라. 몇 번 그렇게 반복하다보면 신기하게도 뭔가 잡히는 것과 보이는 것이 있게 될 것이다. 그다음부터는 일사천리(一瀉千里)이다.

아내가 말하기 전에 앞서가는 언행(言行) 심사(心思)가 100이라면 아내의 부탁으로 들어주는 것은 2퍼센트 부족이다. 최악은 아내가 원하는 마음과 다를 때이다. 그러므로 몸과 마음을 합하라.

도저히 아내의 마음이 독해가 안 되면 적절한 시기에 요령껏 물어보라. '적절한 시기'이다. 아무 때나 불쑥불쑥 물으면 아내들은 당황스럽고 미안한 마음에 말을 안 하게 된다. 묻는 기술이 필요하다는 것이다.

사람마다 개인차가 있기 때문에 공식이란 없다. 나의 경우에는 아내를 처음 만나 설레던 때를 돌이켜보곤 했다. 당시 아내의 관심을 불러일으키고 그 마음에 들기 위해 얼마나 노심초사(勞心焦思)하였던가. 그때의 그 열정과 마음으로 아내를 앞서가곤 했다. 그래서 길을 찾을 수 있었다.

아내와의 아름다왔던 추억을 회상하며 떠올려 보라

지난날 아내와 만났던 곳, 대화했던 것들, 눈물 나도록 추억이 배어 있는 그런 장면 등등을 떠올려보라. 아내가 유독 좋아하고 싫어했던 것들을 떠올려보라.

나는 가끔씩 지난 앨범들을 뒤적거린다. 21세기를 살아가는 우리는 점점 더 바빠지고 있다. 그러다 보니 앨범보는 것조차 사치가 될 때도 있다. 그런 세상속에서 그렇게 살아야만 하는 것이 서럽기도 하다. 그러나 어찌하랴. 누구나 다 그런 것을…….

그래서 나는 정기적으로 짬을 내어 앨범을 보며 앞날을 계획하곤 한다. 꿈속에서 그렸던 아름다운 것들을 여생(餘生)으로 만들어 간다. 나는 간혹 아내에게 지난 얘기들을 화제로 올리곤 한다. 아내가 기뻐했던 그때를 일부러 상기시켜준다. 그러다 보면 어느 새 그것은 현실이 된다.

소중한 남편들이여,

아내더러 암 투병에서 승리하여 내게 한 번 더 기회를 달라고 해보라. 여생을 알차게 행복하게 만들 것을 다짐하라. 그러면서 아내의 암 투병을 응원하라.

아내를 감동시키는 남편은 암과 처절한 싸움을 하는 아내의 든든한 우군이다. 물론 앞서가다 보면 시행착오(施行錯誤)는 당연하다. 그렇게 조금씩 발전하는 것이다. 혹시라도 아내를 배려하려다가 실수를 범하더라도 두려워하지 말라.

일반적으로 대한민국의 남편들은 서구 선진사회에 비해 아내에 대한 배려를 많이 배우지 못하고 자랐다. 그저 부모나 윗대들로부터 보고 들은 것이 전부다. 특히 50대 이상은 그런 경향이 약간 흔한 듯 보인다. 그러다 보니 '여자와 북어(명태)는 정기적으로 두들길수록 좋다'는 등의 쓸데없는 말에 자신도 모르게 세뇌되어 있다. 권위주의는 싫어하면서도 어느새 자신이 그렇게 되어 있다. 그러면서 알게 모르게 볼썽사나운 짓거리를 한다.

비록 아내에게서 일어나지 말았어야 할 암이지만 남편들에게는 지금이 아내를 배려하며 멋진 남편이 될 수 있는 또 하나의 기회이다.

의사로서 병원에 있는 나는 환자를 진찰하다가 뜻밖의 암을 많이 발견하곤 한다. 그때마다 나는 머리속으로 많은 생각들을 한다. 먼저는 환자를 살피고, 어디까지를 말해주어야 할지를 정한다.

크게 두 부류가 있다. 말해주어서 좋은 환자가 있는가 하면 사실을 말했을 때 아예 낙담해버리는 환자도 있다.

전자의 경우 최신 의학은 눈부시게 발전하였기에 예후가 좋으니 반드시 이겨낼 수 있다고 격려한다. 신앙생활을 하며 암을 이기라고 응원한다. 후자의 경우가 정말 어렵다. 이들에게는 약간 이상한 부분이 있으니 반드시 대학병원으로 가서 정밀검사를 받으라고 권한다. 동시에 첨단 의학은 대부분의 병을 치료할 수 있다고 힘 있게 말한다.

일반적으로 거의 대부분의 환자들은 혹시나 안 좋은 것, 즉 암이 의심된다고 하면 '암=죽음'의 등식으로 생각하는 경향이 있다. 그러고는 곧 죽음을 맞이하기라도 하듯 지레 풀이 죽어버린다. 그렇기에 설명이 정말 어렵다. 어떤 말을 해도 잘 들으려하지 않고 심지어는 외면해 버리기도 한다.

결국 몇 번의 시행착오 끝에 현재 나는 진단의 결과에 대해 수위를 살짝 언급하거나 아예 말하지 않고 조금 이상하니 대학병원에 가서 검사하라고 소견서를 작성하고 있다.

이런 경우에 보호자인 남편들의 앞서감은 상당히 중요하다. 아내 곁에서 가만히 그리고 든든히 지켜주는 것이 필요하며 언제든지 함께하겠다는 결심이 필요하다. 남편조차도 덩달아 초조해하거나 걱정스러운 듯한 모습으로 질문하는 것은 피하는 것이 좋다. 엉뚱한 질문보다는 주치의가 권하는 대로 아내에게 대학병원으로 가서 하나씩 검사하자고 하면 된다. 선생님이 '의학이 상당히 발전되었다'고 하니 아내에게 '잘 치료하자'까지만 말하라.

아내와 몸과 마음을 합하고, 함께하라

아내가 암 진단을 확인하게 되면 부부는 급격한 생활의 변화를 겪게 된다. 아내는 아내대로, 남편은 남편대로 그렇다. 처음에는 우리 부부도 실감이 나지 않아 약간의 시간을 소모하게 되었다.

그러나 그것도 잠깐이다. 염려하지 말라. 조금 지나면 자연스럽게 적응된다. 단, 정리는 부부의 몫이다.

암 투병 중에는 아내가 잘 싸울 수 있도록 환경을 만들어주는 것이 필요하다. 여력이 있더라도 모든 만남이나 모임 등 일체의 것을 중단하고 아내의 암 투병에만 올인하라. 그렇게 몸과 마음으로 함께하면 아내에게는 놀라운 힘이 전달된다.

대부분의 항암 치료 기간이나 전체의 암 투병 기간은 결코 짧지 않다. 그러기에 시간이 지나갈수록 아내도 남편도 어쩔 수 없이 지치게 된다. 그러다 보면 자주 마음이 힘들어지고 간혹 손을 놓게도 된다. 이는 암 치료 과정의 가장 큰 암초 중 하나이다.

그러므로 여력이 있다고 하더라도 남편의 경우 주변생활을 '싹' 정리할 것을 강력하게 추천한다. 그렇게 함으로 예기치 않게 맞닥뜨린 암과 투병하는 아내와 함께하며 좋은 시간을 가지며 암과의 전쟁에 24시간을 함께할 수 있다.

아내는 최전선에서 직접 치열하게 싸우는 야전군이라면 남편은 보급과 전략을 맡은 헤드쿼터(headquarter)이다. 그러므로 남편은 중요한 역할을 지속적으로 감당해야 한다. 그런 부부간의 호흡이 중요하다. 여기에 올바른 신앙이 첨가되면 금상첨화(錦上添花)이다. 베스트(Best)이다.


## 오랜 항암 치료로 아내는 지쳐갔다

항암제가 바뀐 5차 항암 치료부터는 몸의 반응이 이전과 달라 아내는 약간 당황하기도 했다. 특히 말초 부분의 통증을 힘들어했다. 발끝이나 손끝의 저림, 감각의 이상을 힘들어했고 혀끝의 감각 이상으로 맛을 잃어버렸다. 덩달아 식욕도 뚝 떨어졌다.

그런 아내를 보며 정작 내가 더 놀랐다. 겉으로 드러내지 않으며 태연한 척했으나 속으로는 걱정이 많이 되었다. 워낙 표현하지 않는 아내인지라 저 정도로 힘들어하면 엄청 힘든 것이기 때문이다.

주변의 모든 가족들이 아내에게 집중했고 나 역시 아내에게 온 관심을 집중했다. 우리 부부는 늘 함께했다. 1주 차, 2주 차가 지나고 3주 차가 되자 감각의 이상은 여전했으나 기력을 찾는 듯 보였다.

그렇게 6차까지 항암 치료를 마쳤다. 여전히 동일한 패턴으로 3주의 시간이 흘러갔다. 확실히 1-4차 항암 치료보다 힘들어했다. 새로운 부작용도 힘들었지만 이미 몇 개월의 암 투병에서 약간은 지쳤기에 더 그랬을 것이라 생각되었다.

특히 아내는 지난 1-4차 항암 치료 기간에 겪었던 울렁거림과 두통을 싫어했다. 약이 바뀌는 5차부터는 비록 근육통, 관절통이 있다고 하더라도 울렁거림이나 두통보다는 나을 것으로 기대하고 있었다.

그렇게 새로운 차순(5-6차)의 항암 치료를 했던 것이다. 주사를 맞고 난 후 2시간이 지났음에도 아무 증상이 없자 아내는 감사했다. 그러나 그것도 잠시, 그날 밤부터 말초 부위의 통증을 호소했다. 손끝과 발끝에서부터 발목, 무릎, 고관절, 골반에 이르기까지……. 이전의 부작용과는 완전히 다른 차원의 고통이었다. 아니 더 힘들다고 했다. 뼈는 쪼개지는 듯하고 관절은 떨어져나가는 듯하다고 했다.

결국 마약성 진통제를 먹었다. 그래도 통증은 여전하다고 했다. 소화기능 또한 거의 마비된 듯하다고 했다. 물조차도 목구멍에서 걸린 듯하다고 했다.

나는 이런 현실에도 불구하고 아내에게 잘 먹어야 한다며 자꾸 음식을 권했다. 결국 자신의 상태를 이해하지 못하는 나 때문에 아내는 더 힘든 시간을 보냈다고 한다. 훗날 들은 얘기이다.

아내는 병든 자신의 모습이 서글퍼 이불을 뒤집어쓰고 많이 울고 많이 기도하며 하나님께 떼를 썼다고 했다. 죽고 싶다는 생각도 많이 했다고 한다. 그러나 45세 때 주셨던 늦둥이 생각을 하며 마음을 추스렸다고 한다.

되돌아보니 약이 바뀐다고 하더라도 고통은 비슷비슷했다. 중요한 것은 약이 바뀌든 아니든 간에 아내와 함께하며 아내를 이해해주는 것이 필요할 뿐이다.


언제 어디서나 함께하라

암 투병하는 아내가 혼자라는 생각에 사로잡히면 기선 싸움에서 진다는 사실을 직시해야 한다. 기싸움에서 꺾이면 끝까지 완주할 수가 없다. 자주 손을 놓다보면 병의 재발에 대한 걱정까지 밀려와 마지막을 상상하게 된다. 이것은 최악이다. 이렇게 되지 않도록 상황을 미연에 방지해야 할 것이다.

암과 싸우는 보호자된 소중한 남편들이여,

'남편'이 되고 '암편'이 되지 말라. '암의 편'이 되면 남편이 아니라 '남의 편'이 된다. 암에게 기쁨을 주지 말라. 아내가 좋아하게 만들라. 암은 힘들게 하라. 암에게 남편의 막강한 화력을 자주자주 보여주라. 그리고 못된 암세포들에게 '이 부부에게는 버티기조차 어렵겠구나'라는 생각이 들게 해주라.

암이 가장 선호하는 것 중 하나가 부부 사이의 틈새이다. 거기를 헤집고 들어오지 못하게 밀착하라. 그 사이를 메우는 좋은 방법은 약간 힘들기는 하나 남편이 아내에게로 다가가는 것이다. 함께하는 것이다.

틈이 벌어진다고 생각되는 순간 얼른 아내에게로 다가가라.


## 아내와 몸과 마음을 합하라. 그리고 지원하라

남편의 남편 됨은 든든함이다. 최선을 다해 지원하라. 남편은 한 알의 썩어져가는 밀알이다. 남편은 씨앗으로, 땅속은 일종의 가정으로 비유할 수 있다. 이는 마치 씨앗이 땅속에 들어가 죽으면 많은 열매를 맺게 되듯이 남편이 가정에 들어가 죽으면 많은 열매를 맺게 되는 것과 같다. 그만큼 가장인 남편의 땀과 눈물은 소중하다.

나는 내 주변에 그런 사람을 알고 있다. 그는 멋진 남편이다. 평생 큰 회사를 다녔다. 정말 신실하고 부지런했다. 누가 보든 아니든 간에 자신에게 맡겨진 일을 완수했고 주변 동료들의 부탁도 거절하지 않았다. 종국적으로 임원이 되었는데 그 팀의 모든 사람이 그를 존경했다. 그는 자기 팀들을 잘 챙겼고 젊고 유능한 사람들을 아낌없이 키워냈다. 그의 사고방식은 정말 멋졌다. 그는 전체의 그림을 그릴 줄 아는 사람이었고 회사가 번창해가는 것을 목표로 삼았다. 자신이 회사에 있음으로 그 회사는 그 사람의 덕을 보았다. 세상의 추세는 하나라도 회사의 덕을 보려고 하는데……. 그는 자기 사람을 키워서는 아낌없이 적재적소에 보냈다. 그는 그 회사의 오너가 아니었다.

최근에 그런 그에게 돌발 상황이 발생했다. 아내의 유방암이었다. 그것도 전이된…….

그는 처음에 놀라서 어쩔 줄 몰라 했다. 어느 날 밤 내게 찾아왔다. 사전에 연락을 받았던 터라 나는 조심스럽게 그의 상태를 살폈다. 그런 후 그의 얘기를 들어주었다. 평소에 차분하던 그는 횡설수설하였다. 그럼에도 불구하고 나는 이해가 잘 되었다. 게다가 이미 나는 그 암의 지식과 정보를 몽땅 습득하고 있었던 터였다. 게다가 나 또한 이미 암과의 전쟁을 하고 있었다. 그의 얘기를 듣는 데만 오랜 시간이 소요되었다. 그러나 전혀 지루하지 않았던 것은 내가 맞닥뜨렸던 처음의 그 상황과 유사했기 때문이다. 물론 그는 의사가 아니었기에 그의 경우가 나보다 조금은 더 심했다.

그의 하소연을 다 듣고 난 후 하나씩 현실적인 얘기를 구체적으로 해 주었다. 종국적으로는 그 친구도 전체의 그림을 그리게 되었다.

이 일 후에 나는 책을 쓰기로 마음먹게 되었다. 비슷한 남편들을 향한 나의 체험담이다. 얼마나 도움이 될지는 모르겠지만……

그러나 인터넷에 떠도는 산만한 정보보다는 훨씬 괜찮을 듯싶다. 암 투병하는 한 아내의 남편으로서, 동시에 의사로서 나의 글은 현실적으로 도움이 될 것이다.

가장 먼저는 아내와 몸과 마음을 합하는 것이다. 그런 후 앞서가라. 함께하라. 그리고 든든히 지원해주라.

지금 당장! 결단하라!

대한민국의 남편들이여, 당신의 선택은 순간이지만 그 선택이 아내를 살릴 수 있다.

누구를 살릴 것인가? 누구를 살리고 싶은가?

암세포인가? 아내인가?

# 긴장의 끈을 놓지 말고
# 마지막까지 완주하라

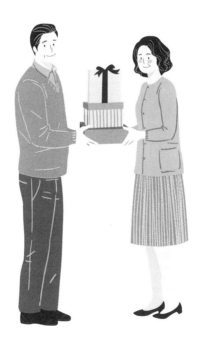

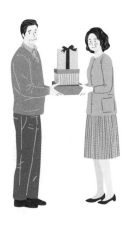

끝났다고 생각하는 순간 사고가 발생할 수 있다.
7차까지 오는 동안의 체력 소모는 엄청나다.
너무 급하게 몰아치지 말고 체력을 보강하면서
마지막 치료에 임하라.

# 생명(生命)은 살라는 명령이다

예고 없이 갑작스럽게 닥쳤던 아내의 암 소식, 그리고 뒤이은 수술과 항암 치료.

1차와 2차, 그리고 3-4차, 5-6차까지 제법 길게 왔다. 그렇게 수개월은 때로는 더디게, 가끔은 빨리 지나갔다.

항암 치료의 종반전으로 들어서니 조바심과 함께 떨림, 설렘, 간혹 정체를 알 수 없는 불안감도 생겼다.

제 1장 1-2차 항암 치료에서는 '병(유방암)을 알고 공격하라' 고 포문을 열며 유방암에 대해 개괄적으로 기술했다. 유방암에 대한 상식, 유방암의 발견과 진단, 검사 과정 및 확진 후 수술과 항암 치료를 할 병원 선정, 주치의 선정, 본인과 보호자의 마음 잡기, 처음 맞닥뜨리게 된 항암 치료에 관한 것 등이었다.

그렇게 3-4차 항암 치료를 지나 5-6차 항암 치료를 마치며 하나씩 병에 관한 것들을 차곡차곡 습득했다. 이즈음 새롭게 알게 된 것도 많았으나 모르는 것이 훨씬 더 많음을 알게 되었다. 특히 5차에 들어가기 전 4차 항암 치료 후에는 아내에게 고열이 생겨 응급실에 입원함으로 새로운 지식을 얻기도 했다.


### 7차 항암 치료의 날, 우리는 들떠 있었다

7차 항암 치료의 날, 아내는 들떠 있었다. 사실 나는 더욱 그랬다. 이번에도 아내는 홀로 기차를 타고 서울로 갔다. 그렇게 보내고 나면 육체적으로는 조금 편하고 홀가분하여 짐을 더는 듯하지만 마음 한구석은 뭔가 편치 않았다.

서울로 가서는 동일하게 면역 치료를 했고, 동일하게 그 전날 밤부터 금식을 했으며, 그다음 날 아침에는 여지없이 검사를 위해 피를 뽑고 사진 촬영 등 일정을 소화해야만 했다. 지난 수 개월간 계속 해왔기에 나는 아내가 적응한 줄 알았다. 그것이 힘들고 어려운 과정이었음을 훗날 알고는 못내 미안했다.

아내의 말로는 익숙하게 될 법도 하건만 매번 약간 부담스럽다고 했다. 나는 입장을 바꾸어 상상해 보았는데 충분히 이해가 되었다.

아마 나의 경우였다면 아예 처음부터 항암 치료는 고사했을 것만 같다. 물론 일어나지도 않은 사건에 대한 '가정(假定)'이란 허무하고 전혀 쓸모없는 것이지만……·.

그날 오후 주치의와의 면담과 진찰 결과는 지금까지의 고생을 많이 잊어버리게 했다. 선생님은 예후가 좋다며 그동안 고생했으니 이제 마지막까지 조금 더 견뎌서 완주하자고 말했다고 한다.

## 의사의 따스한 격려가 큰 힘이 된다는 것을 절감했다

그 말을 들으며 같은 의사로서 반성과 함께 또 다른 결심을 하게 되었다. 의사의 따스한 격려가 큰 힘이 된다는 것을……

나는 지난 30여 년의 의사 생활을 여느 선생님들처럼 열심히 일하고 더 알차게 살려고 노력했다. 전문성 부분에서도 뒤지지 않으려고 무척이나 노력했다.

전공의 시절에 하도 혹독하게 트레이닝을 받아서인지 웬만한 케이스는 그때 다 접했던 터였다. 그래도 배움에 대한 욕심은 채워지지 않았다. 나는 매번 그 바쁜 시간을 쪼개고 또 쪼개어 세미나, 심포지엄, 학회 등 안 간 곳이 거의 없을 정도였다. 모든 세부 분과 분야에 다 참여했고 모든 세부 분과의 정회원이 되어 누구보다도 열심히 배워 나갔다.

어쩌면 나 스스로에게 불안했던 백지 상태의 초보 전문인이었기에 더욱 열심히 공부했는지도 모르겠다. 그런 나를 보며 각 대학의 시니어 선생님들은 특히 내게 많이 가르쳐주셨고 때로는 어처구니없는 질문에도 불구하고 하나하나 자세히 가르쳐주었다.

10일이나 소요되는 외국의 학회에도 자주 참석했다. 그러다 보니 대학의 교수님들을 많이 만나게 되었다. 그분들에게 예의를 다했고 깍듯하게 그분들을 모셨다. 나의 아내 또한 교수님 부인들과 잘 어울렸다.

그러다 보니 한국으로 돌아와서나 국내 학회에서 다시 그분들과 만나게 되면 나를 정말 반갑게 맞아 주었다. 나를 전공의 (레지던트) 시절에 지도했던 분들보다 어떤 면에서는 더 가까웠고 그들에게서 더 많이 배웠다. 전공의 시절에는 무엇인 줄도 잘 모른 채 경험했다면 전문의가 된 이후에는 비로소 아하! 하게 된 것이 엄청 많았다.

돌아보면 전공의 시절은 그야말로 혹독했다. 환자가 많은 것은 둘째 치고 주변 사람과의 관계가 힘들어 정말 고생했다.

무엇이든지 한번 하면 끝장을 보는 성격 탓에 혹독한 그 4년을 견디어 낼 수 있었다. 레지던트 하나에 수술하고 입원된 환자가 100명 이상, 중환자실에 겹치는 환자까지 20-30여 명, 응급실에 시도 때도 없이 밀려드는 환자들을 모두 감당해야 했다.

수술 준비하랴 필름 찾으랴 드레싱 하랴 콜 받으랴 오더 내랴 정말 몸이 7개 정도는 필요했다. 최악은 과장들이나 윗 연차와도 그리 살갑지 않았기에 고생은 이루 말할 수 없었다.

대신 인턴선생과 남자 간호조무사들, 방사선사들, 병리사들과는 아주 친했다. 그때 남자 간호조무사를 '오더리'라고 했다. 그들과 인격적으로 교제하고 함께 지내며 그들의 전폭적인 도움을 받았다.

환자들에게도 친절하게 대했기에 라포(relationship)가 잘 되어 있어 어떤 문제가 발생하면 매번 소방수 역할을 하며 불을 껐다. 되돌아보니 속상하여 열이 나기도 하나 그것 또한 아련한 추억이다.

체력이 소모된 탓에 일주일을 연기한 8차 항암 치료

7차 항암 치료 이후에도 아내의 상태는 거의 루틴(routine)이었기에 동일한 일상을 보냈다. 내 편에서는 아내를 위해 좀 더 신경을 썼고, 아내 편에서는 이전보다 훨씬 더 씩씩하게 암과 맞서 싸워 나갔다. 그러다 보니 7차 항암 기간은 금방 지나갔다.

문제는 아내의 체력이었다. 지난 몇 달간 투병 생활을 하다 보니 기력이 너무 소진되어 곧장 8차 항암 치료를 부담스러워했다. 아내는 조금이라도 연기하고 싶어 했다. 반면에 나는 마음이 급했다. 하마터면 아내의 처지를 생각하지 않고 '빨리 끝내자'라는 엉뚱한 말을 할 뻔했다. 당시 그 말을 내뱉지 않은 것은 정말 잘한 것이었다.

아마 내가 그냥 하자고 했으면 아내는 나의 말을 따랐을 것이다. 사실 그 기간까지 오며 아내는 알게 모르게 많이 지쳐 있었는데 내 딴에는 엄청 잘해준 줄 알고는 하마터면 마구 밀어붙일 뻔했다.

일주일을 연기한 후 8차 항암 치료인 진정 마지막 순간을 맞았다. 이때 아내는 주치의의 허락하에 항암제의 용량을 낮추었다. 그리하여 8차 항암 치료가 끝이 났다.

뛸 듯이 기뻤다. 그러나 그 기쁨도 잠시였다. 여전히 부작용으로 힘들어 했기 때문이다. 그래도 아내는 잘 견뎌냈다.

문제는 마지막 8차 항암 치료를 끝낸 지 며칠이 지나지 않아 발목에 골절이 생긴 것이다. 정말 속상했다. 아내 편에서야 오죽하랴 싶어 나는 더 이상 말은 꺼내지 않았으나 속은 타들어 갔다. 그 당시 표정까지 숨기지 못한 것이 못내 후회가 된다.

사실 되돌아보면 아내는 상당히 긴 시간을 암과 잘도 싸워주었다. 아슬아슬한 과정도 있었으나 끝까지 잘 견디었다.

아내는 살라는 명령인 '생명(生命)'을 받든 사람이었다.

항암 치료 후 다시 검사와 진찰을 통과하면 연이어 35회의 방사선 치료를 하게 된다. 아내의 경우 용량을 결정하여 주치의 선생님이 19회로 줄여주었다. 그것만 해도 뛸 듯이 기뻤다.

주 5회였으니 7주가 4주로 줄어든 것이다. 비록 소소한 것이지만 기쁨은 크게 찾아왔다.


### 느슨해지는 마음을 다잡고 시작한 방사선 치료

이때쯤 나와 아내는 수술도 항암 치료도 다 마쳤기에 간혹 순간순간 긴장의 끈이 풀리곤 했다. 하도 항암 치료에 고생을 해온 터라 방사선 치료쯤은 아무것도 아니라는 생각이 팽배해 있었던 것이다. 이런 방심은 생각 밖의 화를 부를 수 있음을 알아야 한다. 앞서 언급했지만 8차 항암 치료 후 아내는 발목 골절을 입었다.

우리 부부는 마음이 느슨해질 때마다 다시 처음 마음으로 돌아갔다. 끝까지 긴장하며 쉽게 보이는 방사선 치료의 준비에도 만전을 기하기로 했다.

일반적으로 방사선 치료의 부작용은 크지는 않다. 왜냐하면 방사선 치료는 유방암의 수술 후 보조요법으로 시행되기 때문이다. 또한 부작용이 나타나더라도 치료 후 몸의 회복과 더불어 좋아지게 된다.

잠시 방사선 치료에 대해 논하겠다. 치료에 앞서 반복되는 약간의 절차는 힘들어하지 말라. 방사선 용량, 방사선 치료를 하게 될 부위, 표시, 횟수는 병원의 프로토콜에 무조건 따르라.

매번 약 10여 분 정도이니 아내의 말로는 그리 힘들지 않다고 했다. 치료 후 약간의 피곤함과 병변 부위가 따끔거린다고 했으나 견딜 만하다고 했다.


방사선 치료의 부작용

이 지면에서는 부작용에 대해 기술하고자 한다. 만약 발생하더라도 당황하지 말기를 바라며 그냥 지식 차원에서 알고 있기를 바란다.

방사선 치료 중에나 혹은 그 직후에 발생하는 급성 부작용이 있는데, 대부분 방사선을 직접 쐬는 부분에 생기는 증상들이다. 주로 겨드랑이가 붓는 느낌, 치료받은 유방의 가벼운 통증, 열감, 유방 피부와 유두의 색이 점차 햇볕에 탄 듯 변하는 것 등이다. 나의 아내의 경우 이런 것들이 있었다.

치료 후 수개월이 지나서 발생하는 만성 부작용 중 가장 흔한 것은 치료받은 유방 쪽의 팔이 붓는 림프부종이다. 이는 방사선 치료만의 부작용은 아니고 수술 방법과 수술 시 겨드랑이 림프절의 절제 정도, 방사선의 영향 등이 함께 작용하여 생긴 것이다. 발생 시기는 일정치 않아서, 수술 직후에서부터 모든 치료가 끝나고 몇 년 뒤에 생길 수도 있다.

방사선 치료의 부작용 중엔 방사선 치료 후 6개월 이내에 잘 발생하는 방사선 폐렴도 있다. 폐는 방사선에 민감하기에 방사선을 많이 쪼이면 폐포(허파꽈리) 안에 침출물이 증가하여 염증이 생긴다. 증상은 미열과 가벼운 기침, 가래 등이다.

감사하게도 대개 한두 달쯤 증상이 지속되다가 별다른 합병증 없이 자연적으로 치유된다. 심한 경우에는 스테로이드제 등이 필요할 수도 있다. 일단 발생하면 무조건 주치의와 상담하는 것이 좋다.

이외에도 드물지만 방사선 치료를 받은 부위에 지방 조직, 근육 조직, 뼈 등 비상피성 조직에서 유래하는 악성 종양 같은 육종(肉腫)이 생길 수도 있다.


## 방사선 치료 중 주의할 일

유방암의 방사선 치료 중에는 무엇보다도 생활 습관이 가장 중요하다. 충분한 휴식과 함께 균형 식단, 충분한 수면과 함께 단잠이 필요하며 몸에 꽉 끼는 옷이나 브레지어는 피하는 것이 좋다. 아내의 경우는 면역 치료를 함께 했다.

방사선 치료 부위에는 의사가 허용한 비누, 로션, 향수, 파우더 외에는 가급적 피하고 찜질이나 아이스팩을 피하는 것이 좋다. 특히 치료받는(아내의 경우 수술한 왼쪽) 쪽의 팔에 상처가 나지 않도록 주의해야 한다.

또한 그 팔에 하중이 가는 동작은 피하는 것이 좋다. 치료 부위에는 직사광선을 피하고 치료 1년까지는 꾸준히 선크림을 바르는 습관을 들여야 할 것이다.

방사선 치료까지 완료되고 나면 재발에 관하여는 지나치게 신경 쓰는 것은 좋지 않다. 그러나 아예 무관심하여 함부로 몸을 굴리는 것은 더욱 안 좋다. 게다가 대부분의 암이 마찬가지겠지만 유방암은 평생 조절한다고 생각해야 한다.

명심할 것은 정기적인 진찰과 검사이다. 이런 경우 매번 수술이나 항암 치료 했던 병원에 가기는 번거로우니 집 근처의 주치의를 한 분 선정하는 것이 좋다.

재발은 수술 후 5년 이내에 가장 많이 생긴다. 그러므로 첫 2년간은 3개월마다 정기적으로 검진하라. 3년 째부터 5년이 될 때까지는 6개월마다 정기 검진을 하고, 5년이 지나면 매년 한 차례씩 의사의 진찰, 유방 촬영 등을 하는 것이 좋다.

무엇보다도 평소와 다른 증상이 있으면 주치의나 담당 의사에게 꼭 알려야 한다. 특히 수술 부위의 피부나 피부 밑, 혹은 수술한 쪽 겨드랑이나 쇄골 상부 또는 하부에서 멍울(덩어리)이 만져지면 정기적인 추적 검사 및 진료 시 주치의에게 정확하게 알리는 것이 좋다.

또한 월경 주기의 변화, 비정상적인 질 출혈, 두통, 어지럼증, 호흡 곤란, 흉통(胸痛), 기침, 특정 부위의 지속적 통증, 체중 감소, 시력이나 감각의 이상, 경련이 있을 때에도 일단 주치의를 찾아가 상담하고 종국적으로는 집도의에게도 간헐적, 정기적으로 진찰받는 것이 좋다.


## 유방 변형으로 인한 우울증의 가능성

남편들이 세심하게 신경 써야할 부분은 수술로 인한 유방의 변형, 그에 따른 아내의 우울증이다. 유방 재건술이나 인조 유방을 브래지어에 넣어 착용하는 것도 도움이 된다. 그러나 그 것도 일이다. 그러기에 무엇보다도 본인이 마음을 다잡는 것이 중요하다. 이 부분에 대한 남편의 지속적인 관심과 세심한 배려와 역할이 요구된다.

아내들의 경우 평상시 유방암에 관한 지식을 조금씩 습득하는 것이 중요하고 동병상련을 느낄 수 있는 투병기, 기타 관련 서적을 접하는 것도 필요하다. 동일한 병으로 고생했던 사람들과의 모임도 중요하다. 그러나 너무 지나치지는 말라. 그러다 보면 그 병에 사로잡히게 될 위험도 있다.

가족과 친지들은 환자가 가능한 한 빨리 심신을 추스를 수 있도록 편안한 환경을 만들어주어야 한다. 환자 스스로도 빨리 일상에 적응하기 위해 노력해야 할 것이다. 모든 치료가 끝났더라도 완전히 병에서 해방된 양 방심하는 것은 금물이다.

# 모든 것이 감사이다

이제는 마지막 단계인 7-8차 항암 치료이다. 정말 숨죽이며 달려왔다. 하고 싶은 말도 많고 하고 싶은 것도 많았으나 가능한 한 모두 절제했었다. 하기 싫은 것이라도 필요하면 억지로라도 무조건 했다. 그러다 보니 남모르는 속앓이가 쌓여 있었다.

곁에서 바라보기만 했던 나는 견디기 힘들면 혼자 산속에 있는 기도원으로 달려가곤 했다. 아무도 보지 않는 곳에서 고함을 지르다가 찬송하다가 기도하며 무릎을 꿇었다. 기도할 때마다 처음에는 설움이 복받쳐 그냥 울었다. 뒤이어 감사가, 종국적으로는 찬송으로 마무리하곤 했다.

여기까지의 6개월은 짧다면 단기간이라고 할 수 있겠지만 그러나 쉽지만은 않았다. 삶의 패턴을 대부분 바꾸었고 완전히 새로운 삶을 만들기도 했다. 순간순간마다 아슬아슬한 줄타기를 하기도 했다. 그럼에도 불구하고 모든 것이 감사이다.

그저 감사일 뿐!


## 종반전인 8부 능선을 지나게 되니 감개무량하다

암은 본인에게도 당황스러운 것이지만 곁에 있는 보호자에게도 많은 훈련과 교육 과정을 요구한다.

여기까지 오는 동안 우리 부부는 둘 다 육체적으로 많이 지쳤다. 물론 아내가 훨씬 더 심할 것이다. 아무튼 마음만큼은 마지막 차순이므로 들떠 있었고 기대마저 컸다. 항암 후 방사선 치료를 마치면 이것도 하고 저것도 해야겠다는 계획이 벌써부터 머릿속에 가득차기 시작했다. 그러다 보니 두 발이 땅으로부터 자꾸 허공으로 올라가는 느낌을 받게 되었다.

그러나 한편에서는 본능적으로 '이래서는 안 된다'라며 제동이 걸렸다. 그동안 마음의 적을 집중적으로 공격하며 삼가 모든 것을 절제하며 암과 싸워 왔기에……. 아직은 완전히 끝나지 않은 것이다.

그리하여 마지막 차순에서는 여유를 부리지 않으려고 더 의도적으로 안간힘을 썼다. 아내에게도 '수고 많았다'며 '마지막까지 조금만 더 참고 긴장하자'고 자주 말했다. 그런 나와는 달리 아내는 좀처럼 마음을 가라앉히질 못했다.

그동안 얼마나 힘들었을까? 아무튼 아내는 지난날의 그 어느 때보다 자신감을 보였다. 그 지긋지긋하고 힘들었던 항암의 마지막이 왔다는 생각이 아내를 설레게 하는 것 같았다. 나는 약간 당황했다. 뭔가 모를 불안감이 내게 들어왔다.

지난해 여름의 수술을 시작으로 항암 치료가 시작된 후 가을이 지나고 겨울의 끝자락인 2월의 중순이 지나가고 있다. 파란색은 점점 더 많아졌다. 아내는 이런 생명력을 자신의 경우와 동일시하며 좋아했다.

## 7차 항암 치료 후 지쳐가는 아내를 보며 불안했다

7차 항암 치료를 가는 날에도 아내는 기차역까지 택시를 타고 가겠다고 했다. '그동안 고생했으니 당신 일을 보라'는 아내의 말이 고마웠으나 자꾸 불안했다. 큰아들에게 라이드를 부탁한 후 나는 병원으로 향했다.

그날따라 진료하는 중에 유독 각종 암환자들을 많이 만나게 되었다. 그들도 아내처럼 열심히 암과 싸우고 있었다. 아내를 보는 듯하여 그들을 마음껏 위로했다. 그런 당신이 자랑스럽다고 했다.

'몇 차까지 했으며 얼마나 남았느냐, 무슨 치료가 남았느냐, 그동안 부작용은 없었느냐, 지금 컨디션은 어떠하냐 등등.'

많이 묻고 그들로부터 많이 들었다. 하나도 지루하지 않았다. 마지막으로 내가 덧붙였다.

"마음을 놓지말라, 끝까지 가야 하니 빨리 샴페인을 터트리진 말라, 지금까지처럼 매 순간을 긴장하라, 앞으로는 더 알차게 행복하게 살아라."

항암 치료 하루 전의 면역 치료를 잘 끝냈다고 연락이 왔다. 다시 7차 항암 치료도 잘 마쳤노라며 연락이 왔다. 그런데 몸이 약간 힘들어 서울에 하루 있다가 내려오겠다고 했다. 어제는 자신있게 씩씩하게 올라갔는데…….

역시 항암 주사 후 첫 주가 힘든 것은 어쩔 수 없나 보다. 걱정스러운 마음이 밀물처럼 몰려왔다. 웬만해선 곧장 집으로 내려오는 성미인데. 딸아이 말로는 엄마가 제법 힘들어 한다고 했다. 며칠 있다가 내려가도 되겠냐고 물었다. 당연히 괜찮지만 아내의 컨디션이 걱정될 뿐이었다.

그렇게 걱정스러운 첫 주가 지나고 2주 차가 되었다. 당연히 기력이 조금 회복되려니 했는데 이번에는 생각보다 힘들어했다. 본인도 지금까지와는 약간 다르다고 했다. 산책을 권했는데 도저히 못하겠다며 누워 버렸다. 은근히 걱정되었다. 저러다가 아내의 마음이 더 가라앉을 것 같아 걱정되었다. 생각 밖의 또 다른 상황이 닥친 것이다.

가만히 보면 암환자들의 상태나 암 투병 과정은 정말 변화무

쌍(變化無雙)한 듯하다. 특히 마음의 변화는 더욱 그렇다. 맑았다가도 언제 그랬느냐는 듯이 비가 왔다. 그러다가 다시 햇빛이 났다. 이런 부분을 잘 이해하여 앞서 행하고 함께하며 든든하게 지원하는 것이 남편의 몫이다.


## 마의 8부 능선의 현상이 아내에게도 찾아왔다

힘없이 누워있는 아내의 다리와 발을 자주 만져 주었다. 평상시 같으면 '이제 되었으니 그만하라'고 할 텐데 도무지 그만하라는 말이 없었다. 손가락은 아프고 손목은 떨어져 나가기 일보 직전인데 아무 말이 없었다.

아내보다 더하겠냐 싶어서 계속 마사지를 해주었다. 어느 순간 아내가 잠이 들었다. 그렇게 코를 골며 기절하듯 힘들게 자는 모습을 일찍 본 적이 없었다. 짠했다. 조금 쉬려고 만지는 것을 살짝 중단했더니 어김없이 깨어났다. 그래서 또다시 주무르기 시작했다. 그러면 이윽고 다시 잠이 들었다. 그러기를 몇 차례 했다가 나도 기절했다.

지난날 아내는 내가 잠이 들 때까지 안마를 해주었다. 못되먹게도 그런 아내의 서비스를 매일 밤 거의 2시간 여를 받곤 했다. 그런데 지금 나는 겨우 그 정도를 가지고……. 

3주 차가 되니 그나마 어느 정도 기력이 회복되었다. 그러나 예전과는 확연히 달랐다. 발끝과 손끝의 저림과 무감각, 혀끝의 이상으로 통증과 함께 찾아온 맛 소실, 근육통, 관절통 등등은 이전보다 조금 더 심해 보였다. 결국 마의 8부 능선이라는 말은 정확하게 들어맞았다. 8차 항암 치료를 가야 할 때가 되었으나 아내는 너무 힘들어 했고 도저히 자신이 없다고 했다. 그래서 한 주간 연기하기로 결정했다.

## 처음 항암을 시작할 때처럼 다시 긴장하다

워낙 멘탈이 강하고 체력이 있던 사람인지라 연기했던 그 일주일 동안 처절하게 자신과의 싸움을 했다. 일부러라도 더 운동하고 산책을 가곤 했다. 나는 조금 더 신경을 썼다. 물론 마음도 다시 잡았다. 마치 처음 항암을 시작하기라도 하듯…….

산을 천천히 오르며 아내와 이런저런 이야기 중 알게 된 것이 있다. 지금까지는 항암 주사 후 그래도 어느 정도 기간이 지나면 회복이 되었는데 마지막이 되니 쌓인 것이 드러난다고 했다.

듣는 순간 미안한 마음이 들었다. 아내의 마음을 헤아리지 못했던 것이다. 사실 그것은 상식이었다. 인체는 기계가 아니기에 당연히 그럴 것이다. 종반전에 들어서며 나는 마음이 급해졌고 빨리 끝내고 싶어 상식을 무시하고 있었던 것이다.

그렇게 8차 항암 치료까지 끝이 났다. 마지막 차순에는 주치의와 상의하여 용량을 대폭 낮추었다. 항암 치료의 전 과정을 마치자 아내도 나도 뛸 듯이 기뻤다. 마치 어둠 속의 긴 터널을 빠져나온 듯했다.

이런 마음의 기쁨과는 달리 8차 항암 후 여전히 1주 차는 힘들어했다. 2주 차 때에는 훨씬 기력을 회복했다. 아내는 좀 더 적극적으로 운동을 했고 좀 더 자주 산에도 갔다. 내가 출근한 사이에도 혼자 씩씩하게 산으로 갔다. 그러나 손끝과 발끝의 감각 이상은 여전했다.


## 119 구급차를 타고 병원에 실려온 아내

3주 차를 맞이하려는 어느 날이었다. 병원으로 119 구급대가 도착했다. 그 안에는 놀랍게도 아내가 있었다.

사연인즉 그날도 산으로 갔단다. 한참을 걷다 내리막길에서 발에 감각이 없다 보니 자신도 모르는 사이에 발목이 삐끗했다고 한다. 문제는 갑자기 발이 붓더니 일어서지를 못하겠더란다. 지나가던 부부가 아내를 돌봐주며 119에 신고를 해준 것이다.

나는 아내의 발목을 보자마자 가슴이 덜컥 내려앉았다. 정형외과 의사인 나는 순간적으로 골절이 되었음을 직감했다. 앞서 언급했던 잊을 수 없는 그 골절의 순간이다.

방사선 체크 후, 확인하고는 주사를 놓았다. 그러고는 수술을 할 수 없는 암환자이기에 뼈를 맞춘 후 기브스를 시행했다. 무척이나 아팠을 텐데 아무 소리도 내지 않았다. 그런 아내를 보며 나는 속이 새까맣게 탔다.


## 산행은 반드시 부부가 함께 하라

다행히 뼈는 잘 맞았다. 다시 엑스레이 체크 후 입원을 하게 되었다. 아내는 지난 8개월 여를 치료하며 어느덧 뼈가 약해져 골절되었던 것이다. 본인은 살짝 삐었다고 했지만.

그 말 자체는 사실일 수 있으나 약해진 뼈는 간과했던 것 같다. 게다가 감각의 이상으로 보행이 어려웠음을 감안한다면 산길에서의 그 정도 삐끗거림도 쉽게 골절로 이어질 수 있다. 이렇게 자세히 언급하는 이유는 우리 부부처럼 암 투병을 하고 있는 부부가 참고하라는 말이다. 그리고 가능하면 산행은 부부가 함께 하라고 말하고 싶다. 꼭 산책을 하려면 가급적 평지를 이용하라.

당시 나는 할 말이 많았으나 혹여라도 아내가 다칠 것 같아 아무 말도 하지 않았다. 안 그래도 이미 아내의 마음은 많이 무너져 있을 테니…….

기브스를 하니 항암 치료 때보다 더욱 제한적이고 힘들게 되었다. 생활 자체가 어려워져 버렸다. 이제 곧 다가올 방사선 치료도 걱정이었다. 그냥 단순히 인생사 새옹지마(塞翁之馬, the irony of fate)라고 넘기기에는 현실이 너무 벅찼다. 내게도 아내에게도. 처음 암수술 후 항암 치료 초기의 고생할 때보다 몇 배나 더 힘들게 되었다.

골절이 심하니 움직일 수가 없다. 운동도 못 하게 되었다. 사소한 일 하나하나에 사람이 붙어야 했다. 곁에서 지켜보는 나도 힘들었지만 아내는 오죽했으랴……

## 정형외과 의사인 나는 아내의 골절로 마음까지 무너졌다

우리 부부의 마음은 동시에 무너졌다. 그토록 마음의 적을 공격하며 지금껏 마음을 잡아 오다가 된통 당해 버렸기 때문이다. 우선 남편이자 정형외과 의사인 내가 많이 무너졌다. 도대체 속상하여 마음을 잡을 수가 없었다. 겉으로 표현을 자제하고 있자니 더 속상했다.

많은 생각들이 머리를 스치고 지나갔다. 우선은 뼈가 붙는 기간이 거슬렸다. 관절을 포함하여 골절이 되었고 그동안 뼈가 약하여진 상태에서 복합 골절이 생겼으니…….

또한 관절이 제법 상했으니 퇴행성 관절염에다 외상성 관절염이 가중되면 후유증이 심할 것으로 예상되어 자꾸 마음이 무너져갔다. 기간과 예후는 그렇다 치더라도 당장 아무것도 못하는 아내의 마음도 만만치 않을 것 같았다.

그러다 보니 나는 아내의 속상한 마음과 합하여 분노가 치밀어 올랐다. 물론 당연히 대상은 없었다. 아내에게 화를 낼 수는 없었으니…….

"그러게, 내가 조심하라고 했잖아요."

이런 류의 고함이나 폭언은 전혀 도움이 안 된다. 괜히 상대의 마음에 생채기만 낼 뿐이다. 게다가 이미 지나간 일을 말해 본들 무엇하랴……. 고함을 지르고 싶어도 그럴 수 없고 그럴 대상도 마땅치 않으니 속이 터질 것만 같았다. 또한 미안해하며 내 눈치만 보고 있는 아내더러 위로는 못할망정 한마디를 덧붙이는 것은 나를 할퀴는 것이다.

억누르고 또 억누르며 아내를 토닥거렸다. 이미 속으로는 몇 번이고 고함을 질렀다. 그러나 끝내 겉으로 표현하지 않았다. 이날 내 속은 아예 시커멓게 타버렸다. 그로 인해 모르긴 해도 수명을 7년 정도는 단축시켰으리라. 하긴 수명이 뭐 그리 중요할까…….

언제부터인가 나는 장수하는 것을 달갑지만은 않게 여기게 되었다. 일단은 내 주변에 아픈 사람이 많았고, 직업상 늘 아픈 사람을 많이 보아온 터이기도 했다. 또한 그립고도 보고픈 사람들이 하나둘씩 내 곁을 떠나 그 나라로 먼저 갔기 때문이다. 그러다 보니 오래 사는 것에 대한 집착이 약해졌다.

죽음 이후의 삶에 대한 소망 중 가장 중요한 동인(動因, drive)은 미래형 하나님 나라에 대한 관심 때문이다. 나는 현재형 하나님 나라를 살아가는 사람이다. 육신적 죽음 후에는 미래형 하나님 나라로 갈 사람이다. 그런 확신이 깊어지다 보니 무병장수(無病長壽, health and longevity)도 그다지 원치 않게 된 것이다.

당시 방사선 치료가 시작되기까지는 열흘 남짓 남았었다. 초기에 발목 주위의 붓기가 너무 심하고 통증이 너무 심해서 깁스를 반으로 갈랐다. 그런 후 부목 상태로 고정하다가 그것도 힘들어하여 조심스럽게 보호장구(보조기)로 바꾸었다. 개인 휠체어를 통해 최소한의 이동을 하다가 얼마 뒤 목발 보행을 연습시켰다.

목발로 겨우 움직이는 아내를 서울로 보내니 마음이 아팠다

다시 한 주가 훌쩍 지났다. 우리 부부의 마음은 둘 다 이전보다 훨씬 지쳐가고 있었다. 적어도 내 편에서는 말 없는 낙담으로 시간시간을 괴롭게 보냈다.

어느덧 시간이 되어 딸아이가 서울에서 차를 가지고 왔다. 그

리고 하루를 함께 있다가 약 35회(5회/주) 예정의 방사선 치료를 위해 짐을 챙겨 서울로 갔다.

목발로 겨우겨우 움직이는 아내를 보내노라니 엄청 아팠다. 그러나 어쩔 수 없었다. 딸아이의 집에 있으면 편하고 안전하기는 하나 딸아이가 아내 곁에 영락없이 붙어 있어야만 한다. 그러면 그 아이의 모든 일상이 망가지게 되고 올 스톱이 된다.

또한 딸아이가 자기 볼일을 보러 나가면 당장 집 안에 아내가 홀로 갇혀 있게 된다. 안 그래도 마음이 힘들 텐데 더 악화될 것은 뻔했다. 당장 먹는 것, 화장실 가는 것, 씻는 것 등 모든 것이 불편할 것이다.

그 모든 것을 딸 혼자 간병하는 것은 불가능이었다. 그렇다면 내가 병원을 며칠간 그만두고 올라가는 것이 가장 쉬운 일이다. 그러나 현실은 그런 상황을 허락하지 않았다.


환자는 환자일 뿐이다

아무튼 염려하던 일이 일어났다. 아내는 서울의 집 안에 홀로 있게 되자 외로움이 몰려왔던 듯하다. 게다가 가장 기본적인 밥 먹는 것도 불편했고 그나마 힘들게 해 먹으려고 해도 어디에 무엇이 있는지도 몰랐다.

하도 배가 고파 억지로 밥과 국만 먹고 나서는 설겆이를 하는

243

데 눈물이 절로 흘렀던 모양이다. 그동안 힘들게 여기까지 왔는데 더 극한 상황이 생기니 마음을 놓아버린 듯했다. 아내는 마음이 어렵자 가장 먼저 고 1인 늦둥이 막내에게 하소연을 했다.

자식들이 아무 소용이 없다는 둥, 너무 힘들고 외롭다는 둥, 엄마 곁에는 아무도 없다는 둥.

이 얘기는 훗날 막내에게 들었다. 그 녀석은 정말 미안하고 당황했었다고 조용히 말했다. 그 말을 들으며 남편으로서 가장으로서 내가 더 미안하고 또 미안했다. 큰아들에게도 전화를 한 모양이었다. 나중에는 가장 고생하고 있는 딸에게까지 서운했던 모양이다.

사실 나의 아내는 아이들에게 지극히 헌신적이고 나에게는 천사 같은 사람이다. 아내가 그랬을 것이라고는 정말 상상조차 할 수 없다. 그런 정도의 사람이기 때문이다. 그러나 현실에서 일어난 일이었다. 말하려는 요지는 '환자는 환자일 뿐이다'라는 것이다. 환자가 마음을 잡지 못할 때 주변의 건강한 보호자는 인내하며 기다려주는 것이 중요하다.

이즈음 악재가 하나 더 있었다.

한국 경제의 끝도 없는 추락이었다. 코로나 이전에도 어려웠지만 이후에는 더 어려웠다. 작은 병원을 경영하는 나로서는 더 힘들었다. 그렇다고 그동안 함께하던 병원 식구들을 해고할 수도 없었다. 그렇게 하기는 더욱 싫었다. 또한 무급 휴직을 주고 싶어도 그들은 가정을 가진 사람들이라 그럴 수가 없었다. 차라리 나 하나만 힘들면 그럭저럭 유지해 갈 수는 있기에 나만 힘들기로 했다.

처음에는 일주일을 단축 진료하며 코로나 감염 확산 방지를 위해 병원 식구들을 출근하지 못하게 했다. 로테이션(rotation)으로 돌아가며 진료하다 보니 제대로 되지도 않았다. 코로나의 두려움은 환자들에게도 병원 식구들에게도 있었다. 내 편에서 먼저 적극적으로 환자들을 병원에 못 오게 했다. 장기간의 처방을 하며 한 달에 두 번 정도 오게 했다. 그러다 보니 처음 한 달은 겨우 버텼다. 두 번째 달에도 겨우 버텼다.

이런 외부적 환경이 아내의 상황과 겹치며 나의 마음을 긁고 또 긁었다. 자주자주 할퀴며 짓눌렀다. 아내는 발목 골절과 더불어 방사선 치료 차 서울의 딸네 집에 가 있었다. 돌이켜보면 서울의 딸아이도 아내도 함께 힘들었을 것이다.

울산에 있게 된 나는 서울의 아내에게 어떤 도움도 주지 못하고 세월만 낚고 있었다. 게다가 남편이라는 작자는 정작 자신의 마음에 짓눌려 홀로 끙끙 앓고 있었다. 그런 나는 자주 분노와 짜증, 무기력감, 좌절, 우울, 외로움과 슬픔 등등이 악순환으로 번갈아 왔다 가곤 했다.

아내가 힘들어지니 나도 방황하기 시작했다

간혹 한꺼번에 잘 비벼진 비빔밥처럼 왕창 덮치기도 했다. 그런 류의 비빔밥은 싫다고 소리치며 발버둥쳤다. 그때마다 누군가가 억지로 입에다 쑤셔 넣는 듯한 느낌도 받곤 했다. 솔직히 고백하면 스스로 그런 이상한 류의 비빔밥을 즐기고 있었을지도 모르겠다.

가만히 보니 자학(自虐, self-torture)의 일종이기도 했다. 당연히 지독한 자포자기(自暴自棄, abandon oneself to despair)상태로 빠져들었다. 그러다 보니 참으로 이상한 것이, 강도가 강해질수록, 기간이 길어질수록 기분은 상당히 묘해지곤 했다. 더 나아가 통증에 신경쓰다 보니 현실을 잊을 수 있어 뭔가 홀가분한 느낌마저 들었다.

시간이 흐르며 강도는 세져 갔고 나는 현실감을 조금씩 잃게 되었다. 어차피 아내는 한 달여 이상을 서울에 있기에 이런 나의 상태를 알 수 없다고 생각하니 상황은 더욱 나빠져 갔다. 게다가 고군분투(孤軍奮鬪, fight alone), 좌충우돌(左衝右突, dash this way and rush that)하며 병원을 운영해야 했기에 바쁜 때에는 이런 것들이 잠시 묻히기도 했으나 그때뿐이었다.

시간이 흐르며 나의 내면에서는 점점 더 '이래서는 안 된다'

는 자성(自省, introspection)이 올라오기 시작했다. 자주 경고음이 들렸다. 누군가의 음성이 들리기 시작한 것이다.

나는 어려서부터 엉뚱한 일을 잘 저질렀다. 그러나 매번 한계가 있었다. 계속 곁길로 가고는 싶은데 어느 순간이 되면 저항할 수 없는 무엇인가가 나를 가로막곤 했다. 마치 한 걸음만 더 가면 죽이겠다는 칼든 천사가 있는 듯했다. 그래서 어쩔 수 없이 원점으로 처음으로 되돌아가곤 했다.

이번에도 동일하게 누군가의 가로막는 힘이 있어 이내 곧 마음을 잡았다. 너무 멀리가기 전에 막아주신 것이다. 다시 그동안 잘 갔었던 산의 기도원 동굴 바위로 갔다. 그곳으로 차를 몰고 가는데 설레임과 기대로 벅차올랐다. 그러나 도착한 그날 밤에는 왠지 기도가 나오지 않았다. 수많은 잡념에 시달렸다. 찬송도 나오지 않았다. 괜히 왔다고 생각하며 후회와 짜증만 늘어갔다. 별의별 희한한 생각에 시달렸다. 그러는 사이 밤은 깊어만 갔다.

바람 소리, 나무 잎사귀가 부딪혀 요란스럽게 때로는 요상하게 들리는 소리, 무엇인지 모르지만 바스락거리는 소리가 신경을 거슬리게 했다. 가끔 아무 소리도 없는 정적이 있었는데 그것이 더 힘들었다. 이대로 산을 내려가 그냥 집으로 돌아갈까 라는 생각이 자주 들었다.

## 결국, 치료 시작 전 첫 마음을 회복하다

그러나 생각을 바꾸었다. 끝까지 버티고 또 버텼다. 차라리 바위 위에서 잠이나 자야겠다고 생각하여 드러누웠다. 잠은 오지 않고 여기저기 튀어나온 큰 바위의 모서리가 온몸을 자꾸 찔렀다. 조금 더 누워 있으니 급기야 돌로 온몸을 맞은 듯 아팠다. 마음과 육신 모두가 불편했다. 그러다가 벌떡 일어났다. 그리고 죽자고 고함을 지르며 내용 없는 울부짖음으로 목이 쉴 때까지 하늘을 향해 대들었다.

새벽이 되어 비몽사몽간에 꿈을 꾸었다. 그러다가 일어났다. 꿈 내용은 전혀 기억이 나지 않는데 왠지 마음이 가벼웠다. 그때부터는 기도가 절로 나왔고 찬송이 끊임없이 나의 입에서 흘러나왔다. 무슨 뜻인지도 모를 기도가 한참이나 진행되었다.

아침 해가 중천에 떠올랐다. 찬송을 부르며 산길을 올랐다. 지난날들이 한 점처럼 느껴졌다. 무슨 일이 일어났었는지, 무엇을 했는지 전혀 기억나지 않았다. 확실한 것이 있다면 수술 후 항암 치료 시작 전의 그 첫 마음을 회복한 것이다.

아내는 감사하게도 35회 방사선 치료를 19회로 줄여 치료를 마치게 되었다. 그런데 돌발 상황이 다시 일어났다. 방사선 치료 후 이제는 끝이라고 생각했는데 모든 치료 후 마지막 검사에서 폐에 무엇인가가 나타났다고 했다. 그래서 호흡기내과와 혈액종양내과를 다시 예약하게 되었다.

기다리는 이틀 동안 아내는 말할 수 없이 힘들었을 것이다. 게다가 아내가 암수술하기 1년 전 아내의 큰오빠가 폐암으로 세상을 떠났던 터였다. 그랬는데 이번에 암 치료를 마치며 최종 검사에서 폐에 무엇인가가 있다니……

나도 놀랐다. 아무 일도 손에 잡히지 않았다. 가슴은 쿵쾅거리고 머릿속은 하얗게 되었다가 여러 가지 복잡한 생각으로 어지러웠다. 이런저런 생각 속에 불안감은 점점 증폭되어 갔다. 이틀이 이렇게나 길 줄이야.


## 대상포진이 찾아오다

감사하게도 폐의 병변은 전이(metastasis)된 것이 아니었고 그렇게 나빠 보이지 않는다고 했다. 추시(follow up)하며 계속 지켜보자고 했다. 안심은 되었으나 여전히 찝찝한 마음은 남게 되었다. 그 이후로도 돌발 상황은 계속 있었다. 가장 기억에 남는 것은 아내의 머리와 목에 찾아온 대상포진이었다.

끝났다고 끝난 것이 아니다. 산 넘어 산임을 기억하라. 미리 샴페인을 터뜨리지 말라. 그러다 보면 마음을 잃어버리게 된다. 실망(失望)이다. 마음이 꺾이게 된다. 절망(絶望)이다. 곧이어 낙망(落望)이 된다. 마음이 떨어져 버린다. 종국적으로는 사망(死亡)으로 가게 된다.

다시 현실이 찾아왔다. 감사하게도 폐의 병변으로 인해 긴장을 풀지 않게 되었다. 새옹지마(塞翁之馬)이다. 우리 인생에서 일어나는 모든 것에 대한 하나님의 허용은 분명한 의도가 있음을 다시 확인하게 되었다.

목발 보행이 점점 더 익숙해짐에 따라 식사와 화장실 등 가장 기본적인 일들이 수월해졌다. 딸아이가 없어도 혼자서 잘 버텼다. 골절에 대한 증상도 적어져 갔고 발목의 회복도 빠르게 진행되었다. 나는 지난 과정들을 통해 분명한 결론을 내리게 되었다.

이 땅위의 유방암을 앓는, 아니 암 투병을 하는 모든 부부들에게 권하고 싶다. 가장 먼저는 마음의 적을 제압해야만 한다. 그런 후 암 투병의 모든 과정과 시간을 소중한 추억으로 만들라. 그것은 여생의 행복을 창출하는 값진 거름이 될 것이며 보다 풍성한 행복의 마중물이 될 것이다.

모든 것이 감사이다. 그저 감사일 뿐이다. 감사하고 또 감사하라. 무엇보다, 시나브로 다가오는 마음의 적을 공격하라!

"무릇 지킬 만한 것보다 더욱 네 마음을 지키라 생명의 근원이 이에서 남이니라" _잠 4:23

250

# 선명하게 살라

마지막 7-8차 항암 치료의 기간이 왔다. 아내는 4차 항암 치료 후 5차에 들어가기 전 고열이 발생하여 응급실을 통해 입원했고, 8차 항암 치료에 들어가기 전 기력이 너무 떨어져 한 주간을 연기했었다.

지난 1-6차 항암 치료 중 거의 모든 주변 환경을 정리했기에 마지막 차순에서도 우리 부부는 여유가 있었다. 그동안 단순하게 살았다. 그래서 우리 부부는 더욱 선명한 삶을 누릴 수 있었다. 일체의 만남과 교제를 끊었다. 일체의 강의와 집회를 거절했다. 심지어는 지인, 친구, 친척들과의 식사도 피했다. 그렇게 수개월이 지났던 것이다.

이제 항암 치료의 마지막이 되니 안팎으로 모든 것이 정말 많이 변해 있다. 처음에는 그렇게나 낯설었는데 이제는 일상이 되었다. 모든 것은 부부 중심으로 바뀌었고 가족 중심으로 전환되었다. 드물게 정말 가까운 친구 부부만 접촉했고 그것도 짧은 시간만 함께했다.

슬슬 마지막 차순이 다가오니 뭔가 모르게 주변이 조금씩 복잡해지기 시작하고 있다. 그동안 이것도 저것도 절제하며 지내왔던 것들이 바야흐로 꿈틀거리기 시작한 듯하다.

되돌아보니 항암 치료를 시작한 지도 어언 6개월이 지났다. 결국 주변 정리를 한 지가 그렇게 된 것이다. 느림과 여유에 잘 적응했다고 생각했는데…… 조금씩 다시 분주해지려고 기지개를 켜기 시작하고 있는 모양이었다.

항암 치료의 마지막 차순이 되자 먼저는 연락이 뜸하던 친구와 지인들에게서 자주 전화가 오기 시작했다. 조심스럽게 만남을 요청하기도 했다. 고맙게도 그들은 나의 안부와 함께 아내의 상태, 예후에 대해 기도해왔다고 말했다. 이제 막바지에 왔으니 조금 더 힘내라고 했다. 그저 고맙고 감사할 뿐이었다.

그동안 냉정하게 그들과 단절했는데 기다려 준 것이다. 그들은 내 마음을 이해했던 듯하다. 여기까지 생각이 미치자 그들과 한 번은 만나야겠다는 생각이 올라왔다.

그러나 현실적으로 계획을 짜 보니 거의 매일 약속을 해야 할 정도였다. 그러다가 가만히 생각해보니 종반전에 들어서 주변 환경을 조절 못하며 실패했던 경우가 생각났다. 일찍 샴페인을 터뜨렸다가 실패한 경우였다.

끝나도 끝난게 아니다

여기까지 오느라 우리 부부는 물론이요 가족들도 얼마나 힘들었던가. 아내는 암과 싸우며 항암제에 적응하느라 고생이 많았다. 게다가 체력은 거의 바닥났다. 그동안 나타났던 적지 않은 부작용으로 거의 인내의 한계를 느낄 지경일 텐데…….

나 또한 곁에서 지켜보느라 힘들었다. 많은 경우 아무것도 해줄 수 없는 것에 더 힘들었다. 무기력한 나 자신이 그렇게 못나 보였다.

항암 치료가 끝나더라도 치료 과정이 끝난 것은 아니다. 이후 검사와 진찰에서 통과하면 다시 방사선 치료가 남아있다. 아직은 갈 길이 먼 것이다.

갑자기 살갗이 조여오며 다시 긴장하게 되었다. 나는 계획해놓았던 친구들과의 모든 약속을 일제히 취소해버렸다. 그 대신 기다려주고 이해해주어 고맙다는 메시지를 보냈다. 향후 6개월은 더 긴장하고 눈앞의 암이라는 적과 싸워야 하니 아직은 만날 여유가 없다고 했다.

모든 친구들은 그런 나의 생각에 전적으로 동의해주었다. 그리고 계속 응원하겠다는 연락을 주었다.

## 외로움에 맞서 당당히 싸운 결과를 즐길 수 있게 되었다

그러고 보면 나는 참으로 행복한 사람이다. 그동안 간혹 외롭다는 생각을 하곤 했다. 주변에 아무리 많이 베풀어 주어도 소용없다는 생각과 함께 그들이 괘씸하다는 생각도 했었다. 그러나 이 모든 것은 나의 여유 없음에서 나온 오해였던 것이다. 더 나아가 나는 외로움과 당당히 맞서 싸운 결과를 즐길 수 있는 실력도 갖게 되었다.

다시 마지막까지 긴장하며 싸워나가기로 다짐했다. 모든 것을 아내의 상황에 맞추고 끝까지 흐트러지지 않기 위해 기도하며 말씀을 묵상하며 마음을 다잡았다.

"무릇 지킬 만한 것보다 더욱 네 마음을 지키라 생명의 근원이 이에서 나느니라"_잠 4:23는 말씀이 자주 스쳐갔다. 그 말씀을 붙잡고 인내로써 이겨낼 것이다.

"노하기를 더디하는 자는 용사보다 낫고 자기의 마음을 다스리는 자는 성을 빼앗는 자보다 나으니라"_잠 16:32

조심스럽게 정기적인 모임의 시작을 알려왔다. 그동안 전공분야의 공부를 대전에서 소중한 멤버들과 수년간 함께해 왔다. 처음에는 매주 열차를 타고 올라갔다. 그러다가 2주에 한 번씩 오후에 갔다가 그다음 날 자정이 지나서 내려오곤 했다. 모임이 알차고 멤버들은 하나같이 귀하여 비록 오고 가는 길이 만만치 않았으나 끝까지 지속할 수 있었다. 나는 이 모임 덕분에 전공 부분인 정형외과 영역의 앞서가는 학문을 마음껏 접했고 누릴 수 있었다. 리더인 고광표박사에게 감사를 전하고 싶다. 초대회장이었던 김형성박사, 그리고 2대, 3대 회장이었던 이준호박사, 신병건박사에게 동시에 감사의 마음을 전한다. 이들 모임에 참석 못한 지가 벌써 반 년이 지났다. 앞으로도 반 년은 참석 못하게 된다.

그들은 아직까지도 내게 연락을 주고 마음을 함께해 주는 고마운 멤버들이다. 사실 냉정하게 보면 우리의 만남은 3-4년 정도로 그리 길지는 않았는데…… 그저 감사할 뿐.

많은 곳에서 다시 안부를 물어왔다. 아내의 상태를 물었고 나의 근황을 물었다. 강의, 집회 등의 요청이 왔다. 다시 할 수 있느냐라고 물었다. 나는 감사하다며 진심으로 말했고 정중하게 아직은 할 수가 없다고 말했다. 이제 마지막 차순까지 왔으며 그동안 마음을 함께해 주어 고맙다고 했다. 중보기도에 감사하여 훗날 반드시 찾아뵐 겸 집회에 가겠다고 했다.

예전에는 집회의 초청에 혹시라도 상대가 마음이 바뀔까봐 얼른 요청에 응할 때도 있었다. 그러다가 내주하시는 성령님께서 마음에 부담을 주셨다. 그리하여 집회 요청이 오면 기도 후에 성령님께서 자연스럽게 인도하실 때만 응했다. 그러다가 지금은 성령님이 주신 긴 휴가를 누리고 있다. 그래서 지금은 마음이 평온하다.

집회에 반드시 가야한다는 생각도 없지만 안 가겠다고 못을 박지도 않았다. 가라시면 가는 것이고 가지 말라고 하시면 안 가도 전혀 이상하지 않았다. 그저 감사뿐이다.

간혹 '이제는 시작해도 되지 않을까'라는 내면의 울림이 들려올 때가 있다. 그러나 쫓김은 없다. 2년 전부터는 집회에 가는 대신에 왕성하게 글을 쓰고 있다.

내게 글쓰기를 가르쳐 준 <가시고기>의 저자 조창인 작가가 있다. 그는 내게 귀한 친구이자 선생이다. 나는 글쓰기를 아주 즐기고 있다. 물론 이과를 공부한 데다가 의학을 전공한 나는 문학에는 젬병이다. 감성을 울리는 글쓰기는 더욱 낯설다. 비록 형편없는 글솜씨이나 드러내려 하지 않기에 혹 흉이 되어도 상관이 없다. 혹자는 이 박사가 그런 책을 쓴다는 것이 격에 맞지 않는다며 빈정거리기도 한다.

그러나 무슨 상관이랴…… 글쓰기가 좋은 걸.

하루에도 3-4시간은 글을 쓰며 지낸다. 덕분에 강의나 집회에 쫓기지도 않는다. 집회에서 얘기하듯 글을 쓰기 때문이다. 그러다 보니 구어체와 문어체가 섞이기도 한다. 처음에는 더욱 그랬다.

나는 2년 동안 5권의 책을 썼다. 그렇게 시행착오가 지나갔다. 이제는 구어체와 문어체가 제법 사이좋게 지내게 되었다.

마치 티격태격하면서도 알콩달콩하는 신혼부부처럼. 언젠가는 완숙한 30년 이상의 부부가 될 것이다. 그때쯤이면 작가는 아닐지라도 문학도는 되어 있겠지…….

7차 항암 치료가 지나갔다. 첫 주 때의 힘듦도 지나가고 둘째 주에는 약간 기력을 회복했다. 아내와 산책을 가고 나지막한 산을 다녔다. 때로는 바다로 갔다. 주변 정리가 잘되어 있으니 바쁘지도 않았다. 거의 매일을 아내와 함께 보냈다. 평일에는 병원과 헬스 짐(Gymnasium), 그리고 집이 전부였다. 어떤 만남도 어떤 모임에도 가지 않았다.

3주를 보낸 후 8차 항암 치료에 들어가기 직전이었다. 그동안 잘 견디어주었던 아내의 체력이 바닥났다. 기력이 쇠할 대로 쇠하여져 도저히 8차는 어렵다고 했다. 하루라도 빨리 끝나기를 바라는 나는 아쉬웠으나 아내의 의견을 따랐다. 일주일을 연기하며 엄청 조바심을 냈다.

그렇게 8차 항암 치료를 마쳤다. 날아갈 듯 기뻤다. 아직 암 투병의 전체가 끝나지 않았음에도.

8차 항암 치료 후 첫 주에 역시 아내는 힘들어했다. 말초 부위의 이상 감각은 심했다. 그러나 아내 역시 마지막 항암 치료인지라 좀 더 적극적으로 대처하려 했다. 억지로라도 잘 먹었다. 이미 혀끝은 맛을 상실한 지 오래되었건만…….

천천히 산책을 했다. 생각보다 많이 지친다고 했다. 그래도 아랑곳하지 않고 열심히 걷고 또 걸었다. 2주 차에 접어들 무렵 뼈가 약해져 있던 터에 산책 중 발목 골절이 생겼다. 지나가던 분의 연락으로 119구급대가 와서 아내를 데리고 나지막한 산을 내려갔다. 6-8명의 구급대원들은 친절하고 믿음직했다.

암 투병하는 부부들은 곳곳에 돌발 상황이 기다리고 있음을 알아야 한다. 우리의 경우 5차 항암 치료 들어가기 전 고열로 응급실을 통해 입원했고, 8차 항암 치료 전 한 주를 쉬었고, 골절상을 입었다. 방사선 치료 전 체력을 올려 잘 준비하려다가……

### 환경의 변화는 돌발 사고로 이어지는 경우가 많다

가만히 보니 환경의 변화가 주어질 때에 꼭 사건이 일어나곤 했다. 5차 항암 치료 전에 항암 약제가 바뀌는 시점에 고열이 났고, 항암 치료를 끝내고 방사선 치료가 들어가는 시점에 골절이 일어났던 것이다.

인생을 살아가노라면 주변 환경이 너무 복잡하여 나를 끌고 갈 때가 많다. 내가 주변 환경을 이끌어야 함에도 불구하고 그렇게 계속 끌려가는 삶을 살다보면 돌발 상황을 자주 맞게 된다. 그리고는 멘붕에 빠지게 된다.

반면에 주변을 잘 정리해 놓으면 돌발 상황이 생기더라도 그

인과관계를 파악하기가 쉽고 안이했던 부분을 찾아 다시 마음을 다잡기가 쉽다.

우리 부부의 경우 새로운 항암 약제로 바뀌는 시기에 고열이 있었다. 그만큼 설레임과 함께 한 단계를 넘었다는 안도감에 긴장이 풀린 탓이었다. 8차 항암 치료 후에는 긴긴 시간을 잘 견뎌낸 안도감과 감사가 있었으나 알게 모르게 긴장이 풀려 발목 골절을 맞게 된 것이다.

동정심 피로증(compassion fatigue)이라는 말을 어느 책에선가 읽었다. 지속적이고 반복적인 일로 인해 공감 능력과 관심, 첫 마음이 약화된 것을 말한다. 가만히 보니 나의 상태인 듯 여겨졌다. 괜히 아내에게 미안했다. 그리고는 다시 마음을 잡았다.

그 이후 방사선 치료를 하는 동안 골절 치료까지 병행하며 아내는 험난한 시기를 보냈다. 한순간의 방심은 돌발 상황을 유발하고 그에 따른 결과는 상당히 길고 아플 수밖에 없음을 잊지 말아야 한다.

# 여생의 행복을 함께 만들어 가라


드디어 항암 치료의 막바지이다. 정작 암 투병하는 아내보다 남편인 내가 더 설렜고 기뻤다. 항암 치료 후에는 연이어 방사선 치료가 기다리고 있는데…….

지난 시간을 되돌아보면 하루 하루가 만만치 않았다. 내 편에서는 살얼음을 걷는 기분이었다. 다만 겉으로 드러내지 않았을 뿐…….

7차 항암 치료를 받으러 가는 날은 설레기까지 했다. 마지막 8차가 아님에도. 이제 7차 항암 치료가 끝나면 마지막 하나가 남으니 당연히 설렐 것이다. 놀랍게도 우리 부부는 거의 동일한 마음이었다.

항암 치료 하루 전에는 항상 서울에 올라가 면역 치료를 했다. 나중에 알고보니 그 또한 만만치 않은 것이었다. 그 과정은 몇 시간씩 혈관 주사를 맞아야만 했기 때문이다.

항암 주사를 맞느라 혈관이 거의 없는데, 그러기에 암환자들의 경우 체내 이식형 항암제 포트(implanted port)를 설치한다. 상당히 도움이 되나 몸에 심어야 하기에 부담스러운 것 또한 사실이다. 그래도 독한 항암제가 피부에 새어나옴으로 초래되는 피부 괴사를 막을 수 있으니 주저할 필요는 없다.

아내는 끝까지 케모포트(chemoport)는 심지 않았다. 그러다 보니 혈관이 거의 없었고 맞은 자리에 반복하여 또 맞아야 했기에 많이 아파했다. 면역 주사를 맞는 동안 아내는 정신없이 자곤 했다. 자는 모습이 보기 좋았으나 한편으로는 마음이 짠해서 가슴이 먹먹했다.

항암 치료 전날 자정부터는 항상 금식이다. 그래도 저녁까지는 먹으니 견디기는 그나마 수월하다. 그렇다 하더라도 금식이라는 규정은 누구에게나 힘든 것이다.

그렇게 밤을 지샌 후 그다음 날 아침이면 일찍 병원으로 가서 혈액 검사와 몇 가지 방사선 검사를 했다. 이후 오후 진료까지 시간이 남아서 기다리는 동안 브런치(brunch)를 먹었다. 오후가 되면 진료 후 항암 주사를 맞았다. 매번 브런치(늦은 아침, 이른 점심)를 먹을 때마다 다가온 느낌은 아내의 식욕 부진(loss of appetite)이었다. 아마도 혀끝의 감각 이상으로 입맛이 떨어진 탓도 있겠으나 시험 치기 전의 긴장감 같은 그 무엇이 있었을 것이다.

## 아내가 항암 주사를 맞는 시간이 내겐 가장 괴로웠다

사실 항암 주사를 몇 시간씩 맞아야 한다는 것에 긴장하지 않을 사람이 있을까? 나는 쉽게 동병상련(同病相憐)의 마음을 느끼곤 했다. 아내 앞에서 맛나게 밥 먹는 나 자신이 죄인처럼 느껴지곤 했다. 그래서 나 역시 밥맛이 없는 척하기도 했다.

애매한 상황은, 아내가 '배가 고프지 않다'라며 밥을 덜어서 내게 주곤 했을 때였다. 그럴 때마다 맛있게 먹어야 하나 아닌 척해야 하나 머뭇거려야만 했다.

사실인즉 나는 지난밤에도 먹을 만큼 먹었고 아내는 그때부터 아침까지 굶었는데…….

식사 후에는 커피를 마시고 싶었다. 그리고 후식으로 자그마한 케익을 즐기곤 했다. 그러나 아내가 밀가루 음식이나 커피를 못 마시게 되면서 그 즐거움을 미뤄두었다. 아내 앞에서 커피를 자제한 지 수개월이어서 의지적으로 절제가 가능했다. 물론 아내가 곁에 없을 때에는 못 먹었던 분량까지 몰래 먹곤 했지만.

나의 식성을 아는 아내는 매번 권했다. 그러면서 자신은 '괜찮다, 신경 안 써도 된다'라며 항암 치료 이후로는 '거의 마시고 싶은 욕구가 사라졌다'고 늘 말하곤 했다. 암환자인 아내의 그런 마음 씀씀이에 미안하여 '나도 괜찮다'라며 얼버무렸다. 대신 물을 사 먹었다. '물먹었다'는 말이다.

오후 진료를 위해 늘 기다렸다. 오랜 기다림 끝에 진료를 받고 나면 기분이 좋아지곤 했다. 주치의가 친절한 데다가 실력 또한 믿음직했기 때문이다. 간호사들이나 모든 의료인들은 정말 친절했다. 가만히 보면 지방은 지방대로 특색이 있지만 서울은 그런 특색에다가 약간 프로 같은 느낌이 추가된 듯 보였다.

흡족한 마음으로 마지막 관문인 항암 주사를 맞으러 이동했다. 다시 순번을 기다렸다. 이때만큼은 마음이 무거웠다. 뭔가 항상 마음이 좋지 않았다. 지금 가만히 생각해보니 아마 주사를 맞기 위해 '기다려야 하는 것'보다 수많은 암환자들을 '보아야만 하는 것' 때문이었던 것 같다. 암환자는 왜 그리도 많은지…….

온갖 종류의 암들이 사람을 힘들게 하고 있다. 아내가 겪고 있는 유방암이 이 정도라면 현재 만연하고 있는 다양한 종류의 암은 셀 수 없이 많을 것이다. 그러고 보면 이 세상을 살고 있는 모든 사람은 두 종류 뿐일 듯하다. 발견하여 확진된 암환자와 아직 증상이 없어 진단이 되지 않은 잠재적 암환자들.

나는 그렇게 생각하게 되었다. 그날 이후로 내게는 소망이 생겼다. 수명이 길지는 않더라도 건강하게 살기를. 하나님 나라의 생육신이나 사육신으로 살다가 순간적으로 이 땅을 떠나게 되기를. 혹 암이 있더라도 아무런 증상 없이 육신의 장막을 벗을 그날까지 버틸 수 있기를.

물론 이루어지지 않을 희망사항일 것이다.

아내가 항암 주사를 맞는 동안의 몇 시간은 내겐 지옥이었다. 나는 그 시간이 가장 괴로웠다. 자주 힘들어 딸아이에게 엄마를 부탁하고는 기차를 타고 울산으로 내려오곤 했다.

기다려야만 할 때도 있었다. 그때는 나홀로 병원 주위를 걷고 또 걸었다. 누구하고도 얘기하기 싫고 누구도 만나기 싫던 시간이었다.

시간이 흐른 후 항암 주사를 용감하게 다 맞고 나온 핼쑥한 아내를 볼 때마다 마음속으로 울었다. 화가 나기도 하고 짜증이 났다. 대상은 없었다.


소중한 남편들이여, 아내의 보폭을 잘 살펴보라

조급해하지 말라. 열심히 따라오는 아내를 자주자주 격려하라. 함께하라. 그리고 든든히 지원해주라. 마지막까지.

그렇게 8차 항암 치료가 끝났다. 여전히 첫 주는 힘들어했다. 그래도 완주를 했으니 감사했고 아내 쪽에서도 스스로 자랑스러워했다. 남편인 나도 마찬가지였다.

아내는 항암 치료가 끝나자 지난 항암 치료 기간 중 연기되었던 부분을 보충하려고 조금 과하게 노력하기 시작했다. 아마 방사선 치료에 들어가기 전 체력을 올리고 싶어서인 듯했다. 이번에는 그 성급함에 내 쪽에서 약간 불안하고 걱정스러웠다.

그때 악재가 겹쳤다. 아내는 뼈가 약해진 줄도 모르고 산행을 하다가 발목 골절을 입게 되었던 것이다.

이제 곧 서울로 가서 2달간 방사선 치료를 해야 하는데…….

매일 누군가는 병원으로 라이드를 해야 한다. 매 순간의 생활에서도 아내에게 한 사람이 밀착하여 모든 것을 돌봐주어야 한다. 나도 아내도 말이 없었다. 물론 서울에는 큰딸이 있어 어느 정도 괜찮으나 그 역시 엄청 바쁜 사람이다.

그것을 잘 아는 아내는 가슴이 답답했을 것이다. 그렇다고 요양병원에 가는 것도 만만치 않았다. 하필 이 시기에 팬데믹(pandemic) 코로나 바이러스(COVID 19)가 창궐했기 때문이다. 그렇다고 내가 서울로 함께 가서 두 달 동안 24시간을 함께 하기는 어려운 상황이었다.

결국 딸아이의 집으로 결정했다. 나는 주말을 이용해 코로나 바이러스 때문에 자가로 서울에 오갔다. 금요일 오전 진료가 끝나면 울산을 출발했다. 운전하여 가는 동안 얼마나 졸리는지…….

나는 운전하는 것을 싫어했다. 전국에 강의를 갈 때면 거의 언제나 KTX나 SRT를 이용하곤 했다. 하도 자주 이용하여 둘 다 VVIP 회원이다. 아무튼 그런 내가 직접 운전하여 매주 금요일에 올라갔다가 일요일에 내려오는 것을 반복했다. 그나마 다행인 것은 35회 방사선 치료가 19회로 줄어든 것이다.

이 시기가 2020년 3월에서 5월이었다. 법정 공휴일과 국회의원 선거 등이 겹치며 넉넉한 일정이 그나마 나를 살려주었다. 이즈음 빨리 끝내려는 조급한 마음은 아예 버렸다. 그저 안전하게 무사히 잘 끝나기만 기도했다. 이 과정에 큰사위와 딸아이는 정말 고생을 많이 했고 큰아들은 살림과 병원을 운영하느라 고생했다. 고 1인 막둥이는 몸 고생보다는 마음고생을 많이 했다. 이 아이는 특히 엄마나 아빠에게 또 다른 돌발 사고가 생길까를 염려하며 마음고생을 많이 했다.

그렇게 세월이 흘러갔다. 어느 새 기브스를 풀고 보조기를 착용한 채 목발 보행을 하며 생활을 하게 되었다. 그러나 아내도 나도 딸아이도 큰아들도 막내도 알게 모르게 마음의 응어리들이 쌓여갔다. 다른 한편으로는 가족애도 쌓여갔지만.

아내는 어떻게든 본인 스스로 의식주를 해결해 볼 양으로 목발 보행하에 많이 움직였다. 그러다 보니 통증과 함께 늘 붓기가 심했다. 금요일 저녁에 서울에 도착해 보면 아내의 발과 발목은 언제나 퉁퉁 부어 있었다.

속상했다. 울컥하기도 했다. 나는 늘 아내의 발과 발목, 그리고 다리를 주물러 주었다. 오랫동안 근육을 쓰지 않아 근위축도 심했다. 무릎 관절 주위도 많이 아파했다. 외상 후 골다공증 (post-traumatic painful osteoporosis)이 와서 발과 발목은 더 많이 아파했다. 목발을 짚느라 양측 겨드랑이와 손목도 아파했다. 이 모든 것을 참느라 아내는 악전고투하고 있었다.

매주 금요일에 서울에 도착하면 아내는 나를 엄청 반겼다. 그 모습에서, 그 표정에서 나는 아내가 겪었던 주중의 고단함을 읽곤 했다. 물론 딸아이는 엄청 잘해 주었다. 그러나 아내의 상황이 워낙 힘들다 보니…….

아무튼 나는 최선을 다해 마사지를 해 주었다. 그러다 보면 어느 순간 아내는 곤하게 잠이 들곤 했다. 그만큼 피곤이 쌓이고 마음은 힘들었던 듯하다.

토요일 아침이 되면 나는 괜스레 마음이 바빠졌다. 브런치를 겸하여 아내를 데리고 늘 밖으로 나갔다. 답답함을 해소하려고 공기 좋은 남한산성 쪽이나 경기도 쪽을 택했다. 한편으론 코로나 시즌이라 사람이 뜸한 곳을 찾았다. 걷는 것이 불편하여 주로 드라이브를 했고 풍경이 좋은 곳에서 식사와 차를 마시곤 했다. 간혹 멘티 부부나 친구들을 불러 함께 시간을 보내기도 했다. 그러다 일요일 아침이 되면 마음이 바빠졌다. 내려갈 준비를 해야 했기 때문이다.

'목표가 있는 희망'은 현실이 힘들어도 이겨낼 힘을 준다

올라갈 때는 부푼 마음으로 아내를 보러 가기에 힘든 줄 몰랐다. 중간중간에 휴게소에 들리기조차 아까워 가급적이면 쉬지 않고 달려가곤 했다. 서울이 가까와지면 항상 차가 밀려 속상할 때가 한두 번이 아니었다. 그래도 희망이 있기에 그다지 문제가 되지 않았다.

희망 없이 산다는 것은 정말 힘들다. 역으로 희망이 있으면 현실이 제법 어렵고 힘들더라도 이겨나갈 수 있다. 모든 암환자들에게 필수는 '희망'이자 '소망'이다. 내가 말하는 소망이란 '목표가 있는 희망'을 말한다.

우리는 누구나 인생에서 소망이 필요하다. 그러나 가장 중요한 소망은 죽음 후의 소망이다. 죽음 이후에 대한 소망이 없으면 삶이 활기차지 못할 뿐 아니라 늘 죽음이 두렵고 무섭다. 죽음은 무서운 것이 아니라 신비의 영역이다.

사실 삶과 죽음은 하나이며 둘은 분리되지 않는다. 죽음은 새로운 삶으로의 이동이며 영생에의 첫걸음으로 또 다른 새로움의 시작일 뿐이다.

일요일 오후가 되면 아내를 서울에 두고 차를 몰고 울산으로 내려갔다. 아무도 기다리지 않는데 과속을 하며 내려갔다. 언제나 마음이 힘들고 무거웠다. 2박 3일 동안 별로 한 것도 없는

데 피로가 누적되어 그렇게나 잠이 쏟아지곤 했다.

휴게소마다 쉬어 갔고 내려서는 휴게소를 한 바퀴 천천히 걷곤 했다. 걷다 보면 젊고 건강한 사람들이 오고 가는 것을 볼 수 있었다. 젊고 건강한 것이 그렇게나 귀하게 보일 수가 없었다. 동시에 너무 아름답게 보이기도 했다.

중간의 한 휴게소에서는 꼭 40여 분씩 차 안에서 잤다. 그렇게 울산에 도착하면 캄캄한 밤이 되었다. 내 마음의 색깔이었다.

그런 후 다시 일주일을 살아냈다. 그러다가 금요일이 되면 오전 진료를 마치자마자 아내의 부은 발과 발목을 생각하며 부지런히 올라갔다. 아예 쉬지 않고 단숨에 가려고 조수석에 만반의 준비를 하고 떠났다.


나와 아내는 다시 일상으로 돌아왔다

그렇게 일 년여의 시간이 흘렀고 나와 아내는 다시 일상으로 돌아왔다. 아내는 호르몬 수용체 양성이었으니 항 호르몬제를 5년간 복용해야 한다. 한동안 안면 홍조나 관절통 등 또 어떤 부작용이 생길지 모르겠다.

문제는 마음을 잡는 것이다. 치료 중에는 긴장하느라 살뜰하게 챙겼으나 치료 후에는 긴장이 풀리며 언제 다시 서로 간에 조그만 일로 원수가 될지 모른다.

이 부분에 전쟁을 선포하라. 그리고 감사하며 세월을 아끼며 행복하게 제 2의 인생을 누릴 것을 결단하라.

아, 모든 것이 꿈만 같다.

정말이지 꿈이었던 듯하다.

다시는 꾸고 싶지 않은…….

소중한 대한민국의 남편들에게 큰 박수를 보내고 싶다. 특히 부산에 있는 나의 친구 김안과병원 김성두박사에게 큰 박수를 보낸다. 그의 부인은 확고부동한 신앙과 의지로 암과 10년 이상을 싸웠다. 지금도 진행 중이다. 그러기에 그 친구는 10년을 아내 곁에서 함께하고 든든히 지탱한 것이다. 나는 겨우 일 년을 이렇게 호들갑을 떨고 있는데…….

모두에게 마음속 깊은 곳에서 우러나오는 격려와 살롬을 전하고 싶다. 그들의 앞서감이 아내를 살리고 가정을 지킨다. 그들의 함께함이 아내의 예후를 아름답게 인도한다. 그들의 든든함이 버팀목이다. 마음껏 축복하고 싶다.

동시에 대한민국의 소중한 아내들을 마음껏 축복하고 싶다. 축복하고 또 축복한다. 저들의 땀과 눈물이 가정을 풍성하게 이끌었다. 저들의 아름다운 섬김이 없었더라면 대한민국은 허허벌판이 되었을 것이다.

오늘의 대한민국은 아름다운 부부들의 몫이다. 그들의 땀과 눈물의 열매이다.

부부들 화이팅!

특히, 암 투병에서 승리한 부부들 화이팅이다.

지금도 암 투병하고 있는 부부들 모두에게 화이팅을 외친다.

이제 여생에 남은 것은 두 사람이 행복을 만들어가는 것이다. 그동안의 땀과 눈물이 축적되어 있으니 그로 인하여 더 빨리 가게 될 것이다.


소중한 부부들이여!

여생의 행복을 함께 만들어 가라.


살롬(에이레네)과 사랑을 전한다.

유방암, 아내는 아프고 남편은 두렵다

2020년 6월 15일 초판 발행

지은이 · 이선일
펴낸이 · 조금현
펴낸곳 · 도서출판 산지
디자인 · 김찬미
주소 · 서울시 서초구 방배중앙로 83, 302
전화 · 02-6954-1272
팩스 · 0504-134-1294
이메일 · sanjibook@hanmail.net
등록번호 · 제018-000148호

ⓒ이선일, 2020
ISBN 979-11-964365-8-2

이 도서의 국립중앙도서관 출판예정도서목록(CIP)은 서지정보유통지원시스템 홈페이지
(http://seoji.nl.go.kr)와 국가자료종합목록 구축시스템(http://kolis-net.nl.go.kr)에서 이용
하실 수 있습니다. (CIP제어번호 : CIP2020022540)